尤氏女科临证心悟

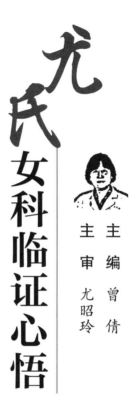

主　编　曾　倩

主　审　尤昭玲

U0308000

中国中医药出版社

· 北　京 ·

图书在版编目（CIP）数据

尤氏女科临证心悟 / 曾倩主编 . —北京：中国中医药出版社，2017.12（2018.10重印）

ISBN 978 – 7 – 5132 – 4561 – 6

Ⅰ . ①尤… Ⅱ . ①曾… Ⅲ . ①中医妇科学—中医临床—经验—中国
Ⅳ . ① R271.1

中国版本图书馆 CIP 数据核字（2017）第 262770 号

中国中医药出版社出版

北京市朝阳区北三环东路 28 号易亨大厦 16 层
邮政编码 100013
传真 010-64405750
廊坊市三友印务装订有限公司印刷
各地新华书店经销

开本 710×1000 1/16 印张 15.5 字数 238 千字
2017 年 12 月第 1 版 2018 年 10 月第 2 次印刷
书号 ISBN 978 – 7 – 5132 – 4561 – 6

定价 58.00 元
网址 www.cptcm.com

社 长 热 线 010-64405720
购 书 热 线 010-89535836
维 权 打 假 010-64405753

微信服务号 zgzyycbs
微商城网址 https://kdt.im/LIdUGr
官 方 微 博 http://e.weibo.com/cptcm
天猫旗舰店网址 https://zgzyycbs.tmall.com

如有印装质量问题请与本社出版部联系（010-64405510）
版权专有 侵权必究

《尤氏女科临证心悟》
编委会

主　编　曾　倩

副主编　周　航　黄金珠　夏宛廷　谢　佳
　　　　胡幽兰　黄川雨　冯桂林

编　委　王卫红　邓礼林　李苏晨　江佩龄
　　　　刘　常　杨佳丽　杨娅青　段培培
　　　　张佳缘　耿静然　章　刚　梁潇元
　　　　彭　尧　靳素萍　蓝　婧　薛华容
　　　　魏世胤　郑小艳　王　洋

主　审　尤昭玲

编写说明

　　吾师尤昭玲，生于 1949 年，湖南省湘潭市人，汉族，中共党员，湖南中医药大学第一附属医院妇产科主任医师、教授、博士生导师，享受国务院政府特殊津贴专家，中华中医药学会全国第二届妇科名医，中华中医药学会首席健康科普专家，从事中西医结合妇产科临床、教学、科研工作近 40 年，主编妇科专著近 20 部，公开发表学术论文 300 余篇，获国家、省部级科技进步奖 9 项；指导境内外硕博士研究生百余人。尤师注重经典传承，深谙调经之法、种子之道，在多囊卵巢综合征、输卵管病变、不孕症、体外受精-胚胎移植中医调治、卵巢早衰、宫腔粘连、假腔、子宫内膜异位、肿瘤等妇科疑难病的诊治上有丰富的临床经验和较高的学术造诣；尤师临证视角独特，遣方用药与众不同，常常功效不凡，并摸索出了一套独具特色的尤氏女科论治体系；她传授的妇科疾病防治之法不求玄虚，但求实用。

　　笔者有幸跟师在侧，受益匪浅，受恩师之托，编写整理尤师近 40 年临证经验，编写原则以中医妇科理论为基础，经尤师亲传口授女性疾病诊治经验、自身门诊跟师心得并结合近几十年来其发表论文综合整理而成。由于工作量较大，由笔者执笔并带领数二十名学生协助整理完成。上篇主要论述尤氏女科心悟之源、女科论治心悟、尤氏诊法心悟、辨体论治养生由杨娅青、夏宛廷、彭尧、章刚、周航、蓝婧、魏世胤协助整理，黄金珠、周航、夏宛廷、胡幽兰协助修改完善；中篇主要论述内外疾病的特色论治，包括内治心悟、外治心悟，由郑小艳、刘常、耿静然、江佩龄、王卫红、王洋协助整理，周航、夏宛廷、黄金珠、黄川雨协助修改完善；下篇介绍各疾病具体诊治经验，由黄川雨、薛华容、梁潇元、靳素萍、李苏晨、邓礼林、周航、张佳缘、胡幽兰、谢佳、杨佳丽、段培培协助整理，夏宛廷、周航、黄金珠、谢佳、冯桂林协助修改完善。

由于时间过于仓促，加之笔者水平有限，不足之处望广大同行指正与批评，提出宝贵意见。

曾倩

2017 年 9 月

目 录

上 篇

第一章　尤氏女科心悟之源 ………………………………………………… 003

第二章　女科论治心悟 ……………………………………………………… 007

　第一节　冰山论 …………………………………………………………… 007

　第二节　时空论 …………………………………………………………… 012

　第三节　子核论 …………………………………………………………… 016

　第四节　子管论 …………………………………………………………… 024

　第五节　塑宫论 …………………………………………………………… 027

　第六节　耕耘论 …………………………………………………………… 030

　第七节　胞宫论 …………………………………………………………… 033

　第八节　种子论 …………………………………………………………… 037

第三章　尤氏诊法心悟 ……………………………………………………… 044

　第一节　望眼 ……………………………………………………………… 044

　第二节　望唇 ……………………………………………………………… 045

　第三节　望鱼际 …………………………………………………………… 046

　第四节　望鼻唇沟 ………………………………………………………… 047

　第五节　望舌 ……………………………………………………………… 047

第四章　辨体论治养生 ……………………………………………………… 049

　第一节　九型体质，分而论证 …………………………………………… 050

　第二节　调体养生，防病未然 …………………………………………… 058

　第三节　内修外炼，媚美如花 …………………………………………… 069

中 篇

第五章　内治心悟 ····································· 079

　第一节　多法调治，重塑卵泡 ····················· 079

　第二节　临证集萃，善用"药对" ················· 085

　第三节　融汇新知，巧用"花药" ················· 099

　第四节　药食同源，治病防病 ····················· 106

　第五节　女科疾病饮食宜忌 ······················· 111

第六章　外治心悟 ····································· 117

下 篇

第七章　传统疾病 ····································· 125

　第一节　月经病 ····································· 125

　第二节　带下病 ····································· 137

　第三节　妊娠疾病 ··································· 140

　第四节　不孕症 ····································· 145

　第五节　盆腔炎性疾病 ······························· 151

　第六节　卵巢占位病变 ······························· 157

第八章　时尚疾病 ····································· 160

　第一节　生殖辅助介入 ······························· 160

　第二节　子核论病 ··································· 173

　第三节　胞宫论病 ··································· 190

附1　尤氏粥系列 ····································· 212

附2　尤氏汤系列 ····································· 217

附3　尤氏茶系列 ····································· 228

附4　尤氏酒系列 ····································· 232

参考文献 ··· 234

上　篇

第一章　尤氏女科心悟之源

精致女性，优雅如花，二十如桃花，鲜艳；三十似玫瑰，迷人；四十若牡丹，大气；五十仿兰花，淡定；六十同棉花，温暖。尤昭玲老师（以下简称"尤师"）认为女人如花，从含苞欲放的青春期到绚丽盛开的育龄期至悠然飘落的老年期，其盛衰变化显而易见。因花施"养"，因季施"养"，才能让"花"开得娇艳美丽，谢得自在从容！

曹雪芹于《红楼梦》借宝玉之口道出"女人是水做的骨肉"。水清纯淡雅，静若处子深不可测，动如脱兔排山倒海，易起涟漪而连绵难息，尤师取类比象认为女人似水，女人需精心呵护。故在治疗妇科疾病时常常以"保水"为前提，以使血海满盈，肾水充足。尤师建议女人应养成良好的生活习惯和生活方式，既防劳累太过、汗出太过，以免暗耗阴液；又需忌食燥热太过、寒腻太过之物，以免伤"水"、损身。尤师认为女子以血为本，以肾为根，素多抑郁，多虚多瘀，故于临证过程中创立女科八论、望诊识妇科病、辨体养生等新法，以期更好地养花护水（图1-1）。

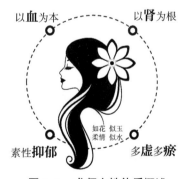

图1-1　尤师女性体质概述

一、女子以血为本

《灵枢·五音五味》言："妇人之生，有余于气，不足于血，以其数脱血也。"女性一生之月经、妊娠、分娩、哺乳等特殊生理阶段均靠阴血所系又耗伤阴血。血海充盈，由满而溢，故月经来潮；女经调男精壮，方能成孕；孕之时，血聚冲任以安胎；分娩之时，需气血的推动；哺乳之时，依赖血化为乳汁以养婴儿。因而女性常表现出"有余于气，不足于血"的特点。尤师认为女性平日应注重补血养血，并遵循"药补不如食补、依体质特性进补"的原则，注重生活习惯的调整，勿过度劳累，勿过食辛辣、热燥食物，以免阴血耗伤。血病的调理和治疗应"据因"而变，原则上宜调、宜理，适当用补，切忌使用辛温燥血、耗血动血的食品和药品，绝不可一概以药、膏进补，无端变生他疾。

二、女子以肾为根

《素问·六节藏象论》云："肾者主蛰，封藏之本，精之处也。"肾为先天之本、元气之根，肾藏精，主生殖。《傅青主女科》有"经水出诸肾"之说，月经的来潮与肾密切相关；肾是藏精之处、施精之所，所孕育之卵子乃是生殖之精，其生长发育、成熟与肾精密切相关，而卵子的正常排出又有赖于肾阳的鼓动。肾精亏虚则卵子发育缺乏物质基础，阻碍发育成熟，肾阳亏虚则不能鼓舞肾阴的生化和滋长，更使排卵缺乏动力，导致月经失调、白带异常、流产，甚至不孕等病症。肾为水火之宅，肾中阴阳相互依存、相互制约，以维系女性体内阴阳平衡；肾的调治应滋阴平阳，助阳谐阴，以"和"为贵，切勿过用燥补、滋腻之品。

三、女性素多抑郁

"这次第，怎一个愁字了得！"身为女性的李清照在《声声慢》中以一"愁"字准确点出妇人情感丰富，素多抑郁。尤师亦认为"女子之性，多执拗偏急，忿怒妒忌，以伤肝气"。肝藏血，司血海，主疏泄，肝喜条达而恶抑郁，肝气若失于疏泄，难免影响肝之藏血功能，而致月经异常等病症。随着月经周期而波动的激素水平，在很大程度上影响着女性的情绪变化，加之现代女性承受着来自家庭、工作、社会的重重压力，使得女性更易受喜、怒、忧、思、悲、恐、惊七种情志变化所伤。适度的情绪释放有益于健康，但释放太过，超出身体的承受范围，或女性自我调节能力不足，无法接受轻微的刺激，则易致妇科疾病的发生。故女性尤应注重自我情志的调理，学会开导自己，保持心情舒畅。

四、女病多虚多瘀

尤师认为女子因经、孕、产、乳数伤于血，相对于男性患者，女子多虚多瘀。肾藏精，主生殖，若先天肾气不足或房劳多产，或久病大病"穷必及肾"，导致冲任损伤，肾功能失常，则疾病丛生。妇人以血为本，但血赖气以行，"气运乎血，血本随气以周流"，"气充则血旺"，尤师认为妇人之生，经、孕、产、乳，数伤其血，所谓"有形之血不易速生，无形之气所当急顾"，凡此种种未能及时使血充分滋生，血虚无力生气，此时气虚成为主要矛盾。尤师认为女性富于情感，肝气不舒，且数伤于血，肝血不足，肝气郁结，克及脾胃，运化乏力，药食入胃，无力生化，也是女性多气虚的原因所在。气能生血、行血、摄血，"气行则血和"，若肾气虚无力推动血行，冲任血行迟滞而成瘀，或肾阳不足，不能温养血脉，血寒凝涩致瘀；或肾阴亏损，虚热内生，伤津灼血，血滞成瘀，故肾虚皆可致瘀。瘀阻形成后，又碍肾气的生化、肾阳的鼓动、肾阴的滋养，而加重肾虚。因此，因虚致瘀，因瘀致虚，互为因果，形成恶性循环，导致妇科疾病缠绵难愈。

五、独创临证新法

1. 创立女科八论

尤师守法而不泥法，以苦心济世，以良方精治，形成了一套独特的中西医结合的妇科疾病诊疗体系，经过数十年的临床实践逐步挖掘、探索、完善，创立了女科八论。如针对卵巢早衰，尤师认为此时卵巢中的担当卵泡已经凋亡耗绝，沉寂或沉睡于卵巢基质的始基卵泡如藏于冰山之下。先天禀赋封藏已尽，肾主生殖已无力回天，但可借助后天脾胃水谷精微充填转化，暖巢养泡，唤醒、滋育卵巢内的始基卵泡以担当调经孕育职责，由此创立冰山论。尤师针对卵泡发育创立时空论，根据女性不同的疾病特点还创立了种子论、塑宫论、耕耘论、胞宫论、子管论和子核论（图1-2）。

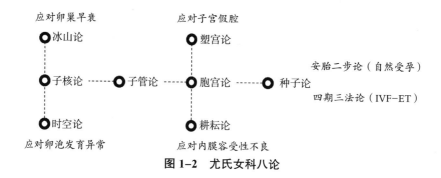

图1-2 尤氏女科八论

2. 望诊识妇科病

《丹溪心法》云："欲知其内者，当以观乎外，斯以知内。盖有诸内者，必形诸外。"望诊为中医四诊之首，所谓"望而知之谓之神"。尤师经过长期临床实践，巧用"察""形""观""色"方法，望眼辨卵巢盛衰，望唇辨内膜长养，望鱼际观胞宫寒凉，望鼻唇沟诊孕育难易，望舌观癥积所在等，结合问诊、闻诊和切诊以及现代医学的一些检测结果进行综合分析，四诊合参，整体审察以确定脏腑经络气血的病变性质，作为妇科疾病辨证施治的依据。正如《内经》所言："善诊者，察色按脉，先别阴阳、审清浊，而知部分；视喘息、听声音，而知所苦。"

3. 辨体养生调治

《灵枢·寿夭刚柔》云："人之生也，有刚有柔，有弱有强，有短有长，有阴有阳。"《灵枢·论痛》云："筋骨之强弱，肌肉之坚脆，腠理之疏密，各不同。"说明人与人之间存在体质差异。尤师认为每个人对外界环境变化的反应不一样，因此不同的人保养方法也各不相同。女人体质分九种：一种平和，八种偏颇。女人最好的养生方法不是吃最贵的、补最好的，而是认清自己是什么体质，找到最适合自己的方法。此外，尤师还根据每个人的体质结合药膳煲汤促病向愈，并配合耳针、穴位贴敷等中医特色疗法。

（黄金珠　周航　江佩龄　整理）

第二章　女科论治心悟

第一节　冰山论

尤师结合现代医学及中医学，针对卵巢储备功能下降及卵巢早衰所致的"月经后期""量少""闭经""不孕""经断前后诸证"，从中医脾、肾着手，特创"冰山论"（图2-1），并立"暖巢养泡"法，其临床多获良效。

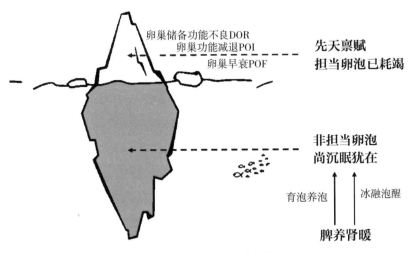

图2-1　尤氏冰山论图解

一、卵巢功能的现代医学观点

1. 卵巢储备功能下降

卵巢功能反映女性的生殖内分泌功能，卵巢功能低下在生育期常见于卵巢储备功能下降、卵巢早衰等疾病，这类疾病严重影响了女性的妊娠率。卵巢储备功能是指卵巢皮质区卵泡生长、发育、形成可受精的卵母细胞的能力，反映女性的生育能力。卵巢产生卵子的能力减弱，卵母细胞质量下降，卵巢的反应性亦随之降低，导致生育能力下降，称为卵巢储备功能下降（decreased ovarian reserve，DOR）。其临床表现为：40 岁以前出现月经稀发、经量减少，渐至闭经以及生育能力减退。目前对卵巢储备功能低下尚无统一的诊断标准，临床诊断多采用 10U/L ≤ 卵泡刺激素（follicle-stimulating hormone，FSH）≤ 40U/L 时，或窦卵泡数 < 5，或年轻患者 FSH 正常，但 FSH/LH 比值 > 2。有关研究采用 10U/L< FSH <40U/L，FSH/LH（luteinizing hormone 促黄体生成素）>3.6，E_2<43.9pmol/L，超声检测：卵巢面积 <（3.4±2.0），窦卵泡计数 < 4 个，抗卵巢抗体（antiovarian antibodies，AOA）检测阳性。如不及时治疗本病可发展为卵巢早衰（pre-mature ovarian failure，POF）。

2. 卵巢功能减退 / 卵巢早衰

卵巢功能减退（premature ovarian insufficiency，POI）是指妇女在月经初潮以后到 40 岁以前由于卵巢功能衰退而引起月经失调、不孕、性欲减退、绝经综合征等一系列病症。POI 的最终结局是卵巢早衰（premature ovarian failure，POF），其特征是患者的卵巢内无卵母细胞或虽有原始卵泡，但对促性腺激素无反应，表现为雌激素水平低下，而促性腺激素浓度升高。一般血清中 FSH>40U/L，黄体生成素（LH）>30U/L，雌激素（E_2）<91.5pmol/L，并伴有围绝经期的有关症状：潮热多汗、阴道干涩、头晕、情绪波动、失眠及性欲减退等卵巢功能低落的临床表现，常可造成骨质疏松、脂质代谢紊乱和心血管疾病等，致使患者的生活质量明显下降，给患者带来极大痛苦。近年来，卵巢功能减退的发病率有升高趋势，在妇

女中占 1%～3%，导致本病的病因复杂，病证深重，严重影响妇女的身心健康，是妇科疑难病症。

二、尤氏中医现论

中医没有卵巢早衰、卵巢储备功能下降的病名，从临床特点来看归属于"血枯""闭经""不孕""经断前后诸证"等范畴。尤师从事中医和中西医结合妇科临床、教学、研究近 40 年，在长期的临床观察与诊疗过程中，积累了丰富的临床经验，对卵巢储备功能不良的不孕治疗也很有特色，笔者有幸在国家名中医传承室——尤昭玲妇科工作室随师临床，收益颇多，现将尤师在该方面的诊疗体会总结如下。尤师根据多年的临床经验，认为本病的主要病因病机为肾虚，同时也与心、肝、脾密切相关，而"瘀"是主要的病理环节。

1. 主要病机——肾水亏虚

《素问·上古天真论》曰："女子七岁，肾气盛。"即提示肾为先天之本，主藏精，主生长发育、生殖和水液代谢，为生命之源，水火之宅，脏腑阴阳之本，气血之根。肾精先天不足或后天伐伤，天癸无以泌至，冲任空虚，胞宫失养，则月经早断。POF 患者，往往肾阴肾阳皆虚，肾阴虚则无以盈溢，肾阳虚则失以温运，终致胞宫失养，月水早断。尤师根据多年的临床经验，认为肾精亏虚是该病的根本病机，具体表现以肾阴阳两虚为主，兼瘀血阻络之虚实夹杂。

2. 相互影响——肝、脾、心

肝体阴而用阳，为人体气血调节之枢纽。五脏之中肝血肾精同源互补，疏泄封藏互相制约，对月经有重要影响。现代社会中，"七情"致病因素对人体脏腑机能正常运转的影响大大甚于古时，成为 POI/POF 的诱发原因之一。"七情"因素引发女性之精神紧张、焦虑、抑郁等情绪波动，致情志不舒，肝失疏泄，气郁久而化火，暗耗气血，气血不足，不能荣肾填精、滋润冲任、下养胞宫胞脉；同时影响中焦升降纳运之功，使其纳谷运化低下，精微不生，气血亏虚，天癸匮源，冲任脉衰，胞宫胞脉失养，血海空虚，月经早绝，严重同样可致 POF 发生。

脾为后天之本、气血生化之源，主运化统血，为月经提供物质基础。天癸虽然来源于先天，但必须受后天水谷精微的滋养，若脾虚化源不足，则冲任不充，血海空虚。心主血脉，为五脏之君，若心火旺盛，心肾不交，则施化无权，胞宫失养，经水不调。以上三者功能严重失调均可导致或加重女性 POI/POF。

3. 病理关键环节——瘀阻

尤师认为，肾虚日久，或肝失疏泄，或经血受寒，均可导致瘀血形成。《万氏女科》谓："忧愁思虑，恼怒怨恨，气郁血滞而经不行。"瘀血阻于脉道，血不得下，血海不能满溢而致闭经。如唐荣川《血证论》云："女子胞中之血，每月一换，除旧生新，旧血即是瘀血，此血不去，便阻气化。"

三、冰山理论体系

1. 冰山理论概述

尤师认为卵巢中的担当卵泡已凋亡耗绝，但沉寂或沉睡于卵巢基质的始基卵泡犹如藏于冰山之下尚尤存在。先天禀赋封藏已尽，肾主生殖已无力回天，但可以后天脾胃水谷精微充填转化，故采用"引脾补肾，药食同补"之法，用以"暖巢养泡"，"唤醒滋育卵巢内始基卵泡"，担当调经孕育职责，其治法思路与现代原始卵泡体外激活技术（in vitro activation of primordial follicles，IVA）有异曲同工之妙。

2. 中西合参，独创临证新法

询问患者不适的临床症状、月经史、有无其他内分泌病史（如多囊卵巢综合征、子宫内膜异位症、卵巢巧克力囊肿）、卵巢手术史（卵巢囊肿剥除术、卵巢打孔术、卵巢楔形切除术）、盆腔炎病史（严重的结核性、淋菌性或化脓性）、盆腔手术史（盆腔粘连分离术、输卵管结扎术、输卵管切除术、子宫肌瘤剔除术）、盆腔放化疗、多次流产或清宫手术史、幼年腮腺炎病史等，可初步对卵巢功能做以评估。因为诸多因素均可影响卵巢功能，进而导致卵巢早衰。

尤师通过多年的观察发现，临证时可根据患者目、唇、鱼际、鼻唇沟、舌的具体情况辨识卵巢功能，独创了临证新法辨巢，为此病诊疗提供了依据。

3. 主张分期论治

有生育要求者，予以卵巢、卵泡、子宫内膜同治，精与血共养。暖巢养泡、助卵育泡、纳胚成孕、摄胎养胞。在治疗的同时，尤师强调应重视顺应阴阳气血的变化规律，调节出有规律的月经周期。经期调瘤疾病；经后暖巢助卵，调泡养泡。目的是调节卵巢功能，增加卵泡数量和治疗，降低卵巢低反应的发生率。

4. 内外辅助同调

对卵巢早衰的患者，尤师提倡药食并补，可起事半功倍之效。如在服用助卵方治疗的同时，合理配以自创的"暖巢煲""养泡煲""养春粥""增泡糊""养巢糕"等，均具有补肾益精、暖巢养泡的作用，以助卵巢功能的恢复，或延缓卵巢早衰。暖巢煲可暖巢养泡、养泡煲可助卵育泡。必要时予以新鲜铁皮石斛打汁冲水服，滋养肾阴，促进卵泡的生长。可据情辨证选用或交替使用养泡煲、暖巢煲、养春粥等。

5. 中医辅治思路

尤师对实施 IVF 的卵巢功能低下的患者，采用中医辅治的核心是调节卵巢功能，增加卵子数量，提高卵子质量，降低卵巢低反应的发生率。

目前西医治疗此病尚无明显效疗，对于卵巢储备功能不良导致的月经失调，西医多用激素替代治疗、免疫治疗及手术治疗。此类治疗显效快，但停药后症状往往依然存在，且患者卵巢仍无卵泡可长，同时激素替代疗法可能增加子宫内膜增生、乳腺癌、子宫内膜癌、中风等疾病的风险。而现代辅助生殖技术，如促排卵法亦可能导致卵泡闭锁及卵子质量下降等情况，甚者可发展为 POF。尤师治疗此病根据中医病因病机，运用中药进行整体辨治，促使卵巢功能恢复和改善，帮助许多卵巢功能低下的患者改善月经不调的症状，使其成功自孕或 IVF-ET 受孕。

冰山理论具体应用详见下章的卵巢储备功能不良、卵巢早衰部分。

附： 原始卵泡体外激活技术（in vitro activation of primordial follicles，IVA）

主要用于卵巢早衰、卵巢功能低下、卵巢不敏感综合征患者以及癌症患者放化疗前的生育力保存。卵巢早衰导致的不孕发病率达 1%～3%。该类患者 40 岁前绝经，卵巢内卵泡减少，缺乏自然卵泡发育和排卵，即使外用促排卵药也极少有卵泡生长。应用原始卵泡体外激活技术，切下患者的部分卵巢组织，将"休眠卵子"进行药物激活处理后再次通过腹腔镜将卵巢组织小片移植回患者的体内，移植后对患者进行促排卵治疗，待卵子成熟后，再从体内取出卵子，体外受精，然后再移植回患者子宫内，帮助患者获得临床妊娠成功。

（夏宛廷　黄金珠　整理）

第二节　时空论

尤师认为女性以"卵巢"为本，并提出"重卵、护卵、助卵"的治疗思想，独创卵泡长速慢、卵泡长速快等一系列临床常见卵泡发育异常的新病名，巧妙地运用时空论进行辨泡论治，并在中医理论指导下提出"暖巢－助泡－离巢"的诊疗三部曲，用以治疗卵泡发育异常（图 2-2）引起的排卵障碍性疾病。

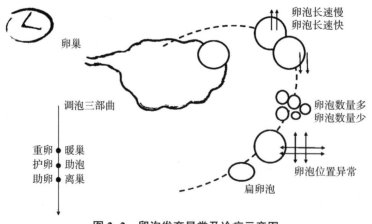

图 2-2　卵泡发育异常及诊疗示意图

一、卵泡发育理论

1. 正常卵泡发育

正常状况下，在下丘脑－垂体－卵巢内分泌轴的调节下，卵巢在形态和功能上发生周期性变化，称为卵巢周期。在每个卵巢周期中都有一批（3～10）卵泡被募集，其中1～2个形成优势卵泡，最终发育成熟从而排卵，排卵是妊娠必不可少的关键环节之一。其核心是生长卵泡要具备迅速增大的能力；关键是成熟卵泡能形成排卵柱头，在压力与蛋白溶酶的协同作用下排出卵子。进入卵泡生长发育的最后阶段（月经来潮后），具备以下特点：

（1）生长速度：卵泡生长的最后阶段，约需要15天，是月经周期的卵泡期。从窦状卵泡发育至生长卵泡需要7～8天；从生长卵泡发育至优势卵泡需要5～6天；从优势卵泡发育至成熟卵泡需要2～3天。

（2）数量特点：卵泡的生长发育过程经历了募集与选择两个阶段。募集阶段一般有3～10个卵泡进入生长发育阶段，最终一般只1个FSH阈值最低的卵泡被选择发育为优势卵泡，其他的卵泡则闭锁退化。

（3）大小特点：月经周期的第2～3天，我们将超声下肉眼可以看得到的卵泡称之为"窦状卵泡"，直径 <10mm；直径在10mm以上、15mm以下的称为"生长卵泡"；直径在15mm以上、20mm以下的称之为"优势卵泡"；直径超过20mm者称之为"成熟卵泡"。只有成熟卵泡排出的卵子才有受精的能力。卵泡直径超过23mm的一般多为"老化卵泡"，受精能力下降，且易黄素化。

（4）形态特点：从窦状卵泡开始有卵泡腔形成，卵泡腔里充满了大量清澈的卵泡液。卵泡发育的最后阶段，卵泡液急剧增加，卵泡体积显著增大，卵泡表面张力增大，类似球形，向卵巢表面突出。

2. 卵泡发育异常

卵泡在发育过程中，任何影响生长卵泡的生长能力、优势卵泡迅速增大的能力、成熟卵泡排卵柱头形成的内外因素，均可引起卵泡发育异常。

只有正常发育的卵泡才能正常排卵，从而实现孕育的目的。临床上任何影响卵泡生长发育过程的因素都可能会引起卵泡不生长、质量差、排卵障碍等而导致不孕。卵泡发育异常表现为卵泡在生长发育过程中生长速度、形态、大小及位置异常，主要依靠基础体温监测结合阴式 B 超动态观察综合分析判断所得。依据阴式 B 超所测得的卵巢内生长卵泡的多少、形态、位置、血流、内膜厚薄、分型及基础体温分析所得卵泡生长速度、黄体期的长短等信息综合分析判断，将卵泡发育异常分为卵泡数量少、卵泡数量多、卵泡长速慢、卵泡长速快、扁卵泡、卵泡位置居中等。

（1）卵泡数量少，小卵泡：月经周期第 9 天，阴式 B 超监测所得卵泡数量 <5 个，常见于卵巢功能减退、卵巢早衰（POF）。

（2）卵泡长速慢：在月经周期第 16 天，阴式 B 超监测所得卵泡直径 <15mm，常见于卵巢功能减退、卵巢早衰（POF）。

（3）扁卵泡：阴式 B 超监测所得卵泡的长短径差 >3mm，常见于卵巢功能减退、卵巢早衰（POF）。

（4）卵泡数量多：阴式 B 超监测所得卵泡数量 >12 个，常见于多囊卵巢综合征（PCOS）。

（5）卵泡长速快：在月经周期第 9 天，阴式 B 超监测所得卵泡直径 >15mm。

（6）卵泡位置居中：阴式 B 超监测所得卵泡位置居中，偏离卵巢皮质。

3. 相关疾病及异常结局的认识

（1）卵泡异常对疾病的影响：卵泡正常发育生长及排出是整个生殖过程中的关键环节，卵泡发育异常的必然结局是排卵障碍，它可以引起月经不调、不孕、未破裂卵泡黄素化等诸多妇科生殖系统病症及辅助生殖技术的失败。卵泡长速慢的相关疾病多见于多囊卵巢综合征及卵巢储备功能低下等疾病。

（2）卵泡与子宫内膜兼容性对妊娠的影响：卵泡直径在 20～22mm，子宫内膜厚度为 8～12mm、A 型，卵泡易于排出，有利于纳精着床受孕。子宫内膜 <7mm 或 >13mm 时，即使有 20～22mm 的优质卵泡，也难以纳精着床而受孕。子宫内膜 >10mm，卵泡直径 <15mm 时，卵泡生长滞后于子宫内膜的生长，难以顺利排卵纳精受孕。子宫内膜 <6mm 或 >13mm 时，

或卵泡直径 >24mm 时，妊娠率接近 0。

二、时空理论体系

《女科要旨》言"妇人无子，皆因经水不调""种子之法，即在于调经之中"，因此，治疗不孕，必先调经，只要每个月定时能有卵子发育成熟，顺利排出，那么月经自当正常，胎孕亦非难事。

1. 时空论概述

尤师认为卵泡的生长发育是"有时空限定的动态过程，需要发育过程中增长、塑形等必备的精微物质"。一个卵子能够在一批生长卵泡中脱颖而出，形成优势卵泡继而发育成熟、排出，这个卵子本身具备完成从生长卵泡到优势卵泡到成熟卵泡这三个发育阶段的生长能力，在这个过程中受到"下丘脑－垂体－卵巢"生殖轴的调控，以及卵巢局部自分泌、旁分泌的一些细胞因子的影响，而卵巢的髓质供血对卵子的生长发育有着不可磨灭的贡献。

治疗时，应注重卵泡发育过程的动态性、严格的时限性，同时重视对影响卵泡发育、发生的主要内分泌因素的调节。因此中医在治疗卵泡发育异常的过程中，要捕捉生长卵泡，为其提供必备的精微物质，促进其具备生长、发育、逐渐成熟的潜力，为优势卵泡的迅速增大提供必备的精髓液质，促进成熟卵泡排卵柱头的形成。

尤师认为，如何调理卵巢功能使其有适当数量的卵泡在适当时候开始生长发育，如何促使排卵柱头形成，如何使卵泡具备球形、充满卵泡液、弹性好的三维特征是中药治疗卵泡发育异常的切入点。在具体治疗过程中，中药要调控生殖轴相关激素和因子，增加卵巢的血液供应，为卵泡发育成熟提供必需的精微物质；在其快速生长阶段，调控生殖轴，使优势卵泡内的泡液迅速增加，促进卵泡壁的弹性、张力，完成卵泡的塑形；促使卵泡能突出于卵巢表面，促进破口的形成，在增大卵泡压力的作用下排出次级卵母细胞及卵泡液等，从而完成排卵。

2. 尤氏中医治法

调泡原则：益肾健脾，暖巢增液，助养泡膜，宣散脉络，促泡速长。

调泡时间：经期主要针对原发瘤疾或病症；卵泡生长期（月经周期的第 7～16 天），采用调泡三部曲（配合调泡六法）（图 2-3）。

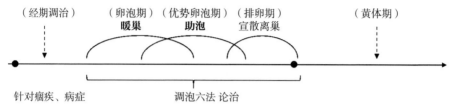

图 2-3　尤氏时空论及中医治法图解

调泡脏腑定位：肾、脾、肝。定位依据：肾虚，生精不足，卵巢蓄积的元精乏源，以致卵泡长速慢，卵泡期延长；脾虚运化不足，阴精无以化生，皆可导致此期阴长不足，卵泡发育缓慢，卵泡期延长；肝阴虚，疏泄失司，影响卵巢，使其当藏而不能藏，卵子成熟障碍，卵泡期延长。

调泡六法：时空观即强调卵泡的发育是一个有时空限定的动态过程，尤师巧妙地运用时空观来观察卵泡发育情况，根据超声对卵泡生长速度、数量、大小、形态、位置的监测，将卵泡发育异常分为卵泡长速慢、卵泡长速快、卵泡数量少、卵泡数量多、扁卵泡、卵泡位置居中等类型，并独创了"治泡六法"，开创了中医对排卵障碍性生殖疾病辨泡论治的先河。尤师总结卵泡正常发育三要素：①前提：卵巢内有优势卵泡的产生；②核心：在有限的时间段内优势卵泡能迅速增大；③关键：排卵柱头的形成。

关于尤师时空论的具体应用详见中篇"多法调治，重塑卵泡"部分。

（夏宛廷　黄金珠　整理）

第三节　子核论

一、女性以"卵巢"为本

《景岳全书》曰："阴阳交媾，胎孕乃凝，所藏之处，名曰子宫，一系在下，上有两歧，中分为二，形如合钵，一达于左，一达于右。"明确提出女性内生殖器官包括卵巢，现代医学研究证明，卵巢合成分泌 20 余种激素和生长因子，而这些微量物质控制着人体生殖、免疫、神经、骨骼等九大系统的 400 多个部位，维持着这些器官的青春和活力。尤师认为女性的卵巢功能维持经、孕、产、乳这些女性特有的生理，肾和天癸直接作用的靶器官是子宫，而卵巢使子宫表现出"藏而不泻"、"泻而不藏"、定期藏泻、藏泻有序。通过对现代医学生殖系统的研究，以及对中医"肾－天癸－冲任－胞宫"理论的感悟，尤师认为女性以"卵巢"为本。

二、重卵、护卵、助卵——指导临床

肾和天癸的功能是卵巢功能的具体体现。①青春期：若先天禀赋不足，肾精亏虚，冲任精血乏源，无血可下，或肾阳虚弱，气化不利，无以温运胞宫胞脉，精血不得而下，则表现为经水后期或闭经。②育龄期：《黄帝内经》云："任脉通，太冲脉盛，月事以时下，故有子。"此"任脉通"可理解为"任脉流通"，"太冲脉盛"则为"精血充盈"，任脉流通及精血充盈与否是能否有子的关键，经云："肾者主蛰，封藏之本，精之处也。"《傅青主女科》又有"经水出诸肾"之说，卵子为生殖之精，其发育成熟与肾精充盛密切相关，卵子的正常排出又有赖于肾阳的鼓动。肾精亏虚使卵子发育缺乏物质基础，难以发育成熟；肾阳亏虚不能鼓舞肾阴的生化和滋长，使排卵缺乏原动力，卵子不能正常发育排出而出现排卵障碍性不孕症。③绝经前后：肾气渐衰，天癸渐竭，"形坏而无子也"，卵巢失于肾气的濡养，即卵泡消耗殆尽，不能合成分泌性激素，性激素水平下降，女性逐渐表现出衰老的征象。尤师认为女性以"卵巢"为本，并形成"重卵、护卵、助卵"的学术思想，用以指导临床，治疗妇科疾患，维护女性身心健康，多获良效。

三、特色诊疗

1. 察"形"观"色"辨巢

望诊为中医四诊之首，所谓"望而知之谓之神"。尤师经过长期临床实践，巧用察"形"观"色"法，由表及里，见微知著，独创望眼识巢、人中诊巢、望唇辨膜、望舌辨瘤、面色察巢、鱼际观宫、望形察巢七法辨别女性生殖内分泌功能。

2. 独创冰山理论

尤师认为卵巢中的担当卵泡已凋亡耗绝，但沉寂或沉睡于卵巢基质的基始卵泡，犹如藏于冰山之下尚尤存在。先天禀赋封藏已尽，肾主生殖已无力回天，但可以后天脾胃水谷精微充填转化，"暖巢养泡"，"唤醒滋育卵巢内基始卵泡"担当调经孕育职责。

3. 独创时空论

尤师认为卵泡的生长发育是"有时空限定的动态过程，需要发育过程中增长、塑形等必备的精微物质"。必须要在规定的时间段内，也就是在卵泡期，按照 28 天一个月经周期计算，应该是在月经周期的第 5~16 天，增强卵泡顺利成熟发育的生长能力，而"养泡"必"暖巢"，使卵巢保持温暖。

4. 养泡先暖巢

基于时空论理论基础，针对卵子不生长、质量差、排卵障碍等疾病，尤师提出养泡先暖巢。

（1）益气以暖巢：健脾益气，以后天养先天，脾肾双补，行血利水，避免产生痰、饮、湿、瘀等病理产物，使卵巢气血流通，如沐春光。

（2）温肾以暖巢：肾藏精，主生长发育和生殖。尤师多用平和之品，以温肾暖宫，鼓舞元阳，同时也有益肾阴、壮肾精的效果，即阴阳双补，使温而不燥，润而不腻，才能使长出来的卵泡汁液饱满、圆润柔嫩，生命力旺盛。

（3）活血以暖巢：尤师认为"泡欲成柱，非通经活络之品速达，需胞宫脉络及缠、孙脉络气顺血畅，方能凸突离巢而出"，故善用宣散活血之品改善卵巢局部血供。

四、治疗子核相关疾病举隅

卵巢储备功能不良

（1）卵巢储备功能下降（DOR）：中医没有 DOR 的病名，但从临床特点来看多属于"闭经""血枯""不孕""经断前后诸症"等范畴。尤师通过多年的观察发现，临证时可根据患者眼睛的形、神、色等来判断卵巢功能，独创了望眼辨巢，为 DOR 诊疗提供依据。

尤师认为肾精亏虚是该病的根本病机，肾虚致卵巢储备功能下降，影响卵巢功能；肝、心、脾为重要影响因素，脾化源不足，血海空虚，肝郁气滞，冲任不畅，血海不能按时满溢，心火肾水相济则阴平阳秘，所以心肾不交也与女子生殖功能相关；瘀是 DOR 的重要环节，尤师注重观察患者的面色、口唇、舌质和鱼际来判断机体是否有瘀滞现象来推断卵巢功能的好坏；虚实夹杂是最终结果，尤师认为本病为肾阴阳两虚为主，兼瘀血阻络之虚实夹杂之临床疑难病症。

立足于此病的病因病机，尤师将患者分为有求孕要求、无求孕要求两类分别予以特色治疗。求孕者，注重巢、泡、膜同治，精与血共养。无求孕要求者，注重暖巢养泡、助卵养膜、宣散调经，注重辅助治疗。在治疗 DOR 的同时，结合一些辅助治疗的方法，如耳穴和药膳。

（2）卵巢早衰（POF）：对于卵巢储备功能下降到一定程度就会发展为卵巢早衰，尤师根据多年的临床经验，独创"冰山理论"，治疗上"暖巢养泡"，"唤醒滋育卵巢内基始卵泡"，调经孕育。

除了续用 DOR 治疗原则指导，尤师自拟助卵方以补肾填精，还强调应注意调节月经周期，顺应阴阳气血的变化规律，采用分期论治，暖巢养泡、助卵育泡、纳胚成孕、摄胎养胞的方法。经期调痼疾病；经后暖巢助卵，调泡养泡。对于不孕患者，尤师予以巢、泡、膜同治，精与血共养。如体外受精 - 胚胎移植（in vitro fertilization and embryo transfer, IVF-ET）治疗的患者，在 IVF-ET 进周期前，暖巢助卵、调泡养泡是中医调治的重点。经期针对疗痼疾调治为主，经后护卵养膜，促泡、调泡。IVF-ET 进周期后，募集到多个、好的卵泡，促进着床，予以保胎，降低流产，孕后养胎、安胎。年龄小于 30 岁以下患者，建议测 BBT 如提示有排卵，可试孕，如怀孕尽快予以安胎治疗。

（3）IVF-ET 卵巢低反应（POR）：尤师认为本病肾虚为根本病因，脾虚为重要原因，心、肝两脏为必要保障。采用三位一体分期特色治疗。

中药分期疗法：月经期治疗原发痼疾，改善妊娠着床环境，定位心、肝、脾，调血理血，祛瘀兼清热解毒，自拟内炎方。月经期后：护卵养泡、助膜长养；定位肾、脾、肝、心，益肾健脾、护卵养泡、助膜长养，自拟助卵汤。降调期卵泡处于"休眠"的状态，治疗定位心、肝、脾，需调肝健脾、清心安神、调和阴阳，勿使用活血化瘀、通经活络、温补肾阳、暖巢动卵之品和疗法，自拟降调方。促排期治疗定位于肾、心、脾，需益肾助卵、温阳通络，自拟促排方。移植期定位脾、心、肾，需健脾滋肾、益气摄胎，自拟着床方。

食疗：根据"药食同源""寓医于食"的原理，尤师创新性的提出将药物做成食物，针对行IVF-ET患者，IVF进周前服"养泡煲"、降调期服"降调煲"、促排期服"促排煲"、移植期服"着床煲"等，配合中药，共同提升卵巢功能、提高卵子质量。

耳穴贴敷：分别在进周前、降调期、促排期、移植期选取不同穴位进行耳穴贴敷治疗。

（4）**卵泡发育异常**：卵泡发育异常是指因卵巢功能不良，导致卵泡在生长发育过程中生长速度、形态、大小及位置异常的临床表现，主要依靠基础体温监测结合阴式B超动态观察综合分析判断所得。

卵泡生长发育三要素：卵泡能够顺利生长发育并排出的前提：其一是出现一定数量的生长卵泡，其中有1~2个并具备完成各个阶段发育过程的生长能力；其二是生长卵泡要具备迅速增大的能力；其三是成熟卵泡能形成排卵柱头，在压力与蛋白溶酶的协同作用下排出卵子。

卵泡发育异常分型：依据阴式B超所测得的卵巢内生长卵泡的多少、形态、位置、血流、内膜厚薄、分型及基础体温分析所得卵泡生长速度、黄体期的长短等信息综合分析判断，将卵泡发育异常分为卵泡数量少（常见于卵巢储备功能低下及卵巢早衰）、卵泡数量多、卵泡长速慢（常见于多囊卵巢综合征）、卵泡长速快（见于卵巢储备功能低下）、扁卵泡（多见于多囊卵巢综合征以及特发性不破裂卵泡黄素化综合征）、卵泡位置居中（多见于多囊卵巢综合征及不明原因）等类型。

卵泡发育异常与排卵障碍的区别及联系：卵泡发育异常与排卵障碍既有区别又有联系，前者重在病变环节，后者突出病变过程。卵泡发育异常是导致排卵障碍的前因，排卵障碍是卵泡发育异常的常见结局。

治疗基本思路：在具体治疗过程中，尤师认为如何促使排卵柱头形成，如何使卵泡具备球形、充满卵泡液、弹性好的三维特征是中药治疗卵泡发育异常的切入点。中药要调控生殖轴相关激素和因子，增加卵巢的血液供应，以提供卵泡生长发育所需的精微物质，为卵泡发育成熟提供必需的精微物质；在其快速生长阶段，调控生殖轴使优势卵泡内的泡液迅速增加，促进卵泡壁的弹性、张力完成卵泡的塑形；促使卵泡能突出于卵巢的表面，促进破口的形成，在增大卵泡压力的作用下排出次级卵母细胞及卵泡液等，从而完成排卵。

治疗基本框架：分期调治：经期以治疗引起排卵障碍的相关痼疾为主，平时治疗与卵泡发育相关脏腑为主；以病证所涉及的主要脏腑为治疗核心定位。

调泡六法：参见本篇第二章第二节"时空论"及中篇第五章第一节"多法调治"。

（5）**排卵障碍性不孕**：排卵障碍是女性不孕症的主要原因之一，占25%～30%。妇科诸多内分泌疾病都有排卵障碍的表现。任何原因导致的卵泡不成熟、成熟卵泡不能迅速增大、排卵柱头不能形成，都会导致排卵障碍性不孕。尤师根据排卵障碍的病因构建诊疗思路及治则。

治疗基本思路：调控卵泡成熟的影响因素，给予发育成熟必需的物质支持，在12～14天内使卵泡发育成熟；调控生殖轴，使成熟卵泡的卵泡液在有限的时间内迅速增加，以增大卵泡壁张力和弹性，形成排卵破口；使卵泡内液体充盈，形成弹性较好的类球形卵泡，促进排卵柱头的形成，最终完成排卵。

治疗原则：根据以上思路分析发现，从卵泡发育、成熟到排出的过程都有相对严格的时限，每段时限中卵泡的变化都不同；卵泡是重要的靶点，多因素对其进行调控。因此，应分期锁定治疗：严格遵循生理时限和卵泡特点，分期对相应时段的病变进行治疗；双重定位靶点：以治疗卵泡，且是时限内的卵泡为主，其他因素和非时限内卵泡为辅。观察差异，辨证论治。

尤师还遵循治则，结合中医药理论特色形成治疗方案：

月经调治期（月经周期 1 ～ 6 天）：黄金治疗时限内适时、有效治疗原发痼疾或病症，辅以气血调理，因势利导，使胞宫脉络通畅，盈满之血依时而下；定位在心、肝。卵泡调治期：益肾健脾，暖巢增液，助养泡膜，宣散脉络，促泡速长，顺势而出；定位在脾、肾。

"尤氏辨治八法"临床诊疗排卵障碍性不孕：

①望眼辨巢法：根据眼睛形、神、色等的信息辨卵巢功能。

②辨卵调泡法：尤师根据阴式 B 超监测所得卵泡的多少、速度、形态、位置等信息辨证调泡。如：月经周期第 8 天，卵泡 > 15mm 时要减缓其生长速度；月经周期第 16 天卵泡 < 15mm 时，要加快其生长速度等。

③识膜调膜法：根据 B 超所测子宫内膜的分型及厚、薄的实际情况辨膜施治。

④护卵养泡食疗法：根据具体时限和目的对应给予食疗辅治。如：护卵煲适用于因内分泌与免疫功能失调所致的卵巢储备功能不良、卵巢早衰等病症。

⑤调障三重曲法：注意月经周期时限、卵泡、内膜三者在排卵障碍诊疗时的协调性。

⑥前置安胎法：安胎法前移：确诊妊娠后，尽早辨证运用益气载胎、益气摄胎、补肾固胎、宁心安胎、调肝养胎的治疗方法。妊娠早期侧重补脾，助运化水湿精微，长泡养胎、摄载胎元。妊娠 40 天后侧重补肾，助长养胚胎、固系胎元。

⑦服药时限法：根据女性生理周期的特点，有针对性的分时调治。

⑧痼疾兼病疗法：主要是针对未破裂卵泡黄素化综合征（LUFS）、多囊卵巢综合征（PCOS）、子宫内膜异位症（EMS）、空巢少卵，以及卵泡发育不良的特色治疗。

尤师对该病的临证思维和诊疗方法科学、清晰、全面、系统地体现了该病的实质及诊疗的关键，首创了"尤氏八法"，巢、泡、膜等多因素综合分析诊断，充分利用中医药特色将耳穴、食疗、针灸、灌肠等多种方法同用同治，为更有效地诊治排卵障碍性不孕，提高妊娠率开辟了新的思路。

（6）多囊卵巢综合征（PCOS）：多囊卵巢综合征是妇科临床的一种常见生殖功能障碍性疾病，主要临床表现是月经后期、闭经、不孕、卵巢增大等生殖功能障碍及肥胖、痤疮、多毛等代谢异常的症状，而就其月经不调、不孕和卵巢增大等症状而言，其核心病机是由于卵泡不能发育成熟和卵泡壁的过度增生不能破裂导致卵泡闭锁。

中医认为，卵子是生殖之精，卵子的发育成熟与肾精充盛密切相关，卵子的正常排出又有赖于肾阳的鼓动以使冲任气血调畅。肾精亏虚使卵子缺乏物质基础，难以发育成熟；肾阳亏虚既不能鼓舞肾阴的生化和滋长，又使气血运行无力而瘀滞冲任胞脉，更使排卵缺乏原动力，故肾虚是排卵障碍的根本原因。肾虚又进一步导致阴阳气血失常，水湿内停，痰湿内生，壅阻冲任胞脉，气血瘀滞，使卵子难以排出、卵巢增大。故尤师认为，肾虚血瘀代表了 PCOS 的一种重要或者是最基础的病理机制，还注意到肝之疏泄与痰湿内停对本病的影响作用。

根据本病肾虚为本、血瘀为标的基本病机，尤师拟定治则以补肾活血为主，佐以利湿疏肝。临证还注意分期用药。月经后期正值血海空虚，治以补肾填精，促卵泡生长，宜酌加滋阴养血之品。尤师认为经过前期补肾治疗后，经间排卵期当从心论治，治以补肾宁心、温阳通络，以通为要，使心降则肾实，以利于卵泡顺势排出；伴不孕者，排卵期过后，则慎用伤精之品。月经前期宜振奋阳气，选用补阳助阳之品，促进周期正常演变。行经期则胞脉充盛，血海由满而溢，治应理气调血，促进经水顺利排泄。同时配合测量基础体温，指导患者排卵期掌握最佳受孕时机，并疏导患者放下思想包袱，保持良好心态，积极配合治疗。

（7）卵巢囊肿：卵巢囊肿是妇产科常见病、多发病之一，属于中医的"癥瘕""肠覃"的范畴。尤师依据多年的临床经验，认为卵巢囊肿的主要病因病机是气滞血瘀、痰湿瘀结。治拟活血化瘀消癥，清热利湿化痰。尤师治疗卵巢囊肿经验丰富，认识独到，常用口服中药＋保留灌肠中药＋贴耳穴多种治疗方法综合治疗，并在月经期顺应月经的周期变化进行调理，处方中善用药对，相得益彰，疗效显著。

（黄金珠　黄川雨　彭尧　整理）

第四节　子管论

子管属于现代医学中的输卵管范畴，输卵管为卵子和精子的结合场所及运送受精卵的管道。尤师通过详解子管的生理结构，结合多年临床经验，对子核相关疾病，如输卵管炎、输卵管积水、输卵管性不孕及 IVF-ET 中输卵管积水进行了科学、清晰、全面、系统的分析，明确认识疾病的病因病机，确立治则治法，在中医药辨证施治基础上，认为中药内服外敷，内外配合，合而为一，符合中医理论精髓——整体观念，同时加入特色体位、运动的特色干预措施，三者结合，相得益彰，显著加强了治疗效果，明确缩短了治疗时间，值得进一步推广。

一、尤氏子管认识

1. 子管生理

子管（图 2-4）首见于张寿颐所著的《沈氏女科辑要笺正》："子宫之底，左右各处子管一支，与小孔通，长二寸半，垂于子核之侧，不即不离。""男精入子宫，透子管，子管罩子核，子核感动，精珠迸裂，阴阳交会。"明确指出了子管是精子上行的通道及精卵交会的地点，在受孕过程中占有十分重要的地位。

输卵管为卵子和精子结合场所及运送受精卵的管道，其主要功能为拾卵、运卵、受精、运送受精卵。尤师领悟输卵管通过蠕动、张合、抚按、柔按、吸拉五种力量增加输卵管积水容量，加速输卵管积水回流。

无论是中医学还是现代医学，都认为输卵管在受孕过程中占十分重要的地位，这是由其生理功能决定的，因此，输卵管的病变，即使是轻微的病变亦可造成不孕。

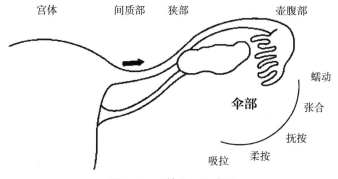

图 2-4 子管生理示意图

2. 子管之病，虚实夹杂

《灵枢·水胀》中记载，"肠覃如何……寒气客于肠外，与卫气相搏，气不得荣，因有所系，瘀而内著，恶气乃起，肉乃生。其始生也，大如鸡卵，稍以益大，至其成如怀子之状。久则离岁，按之则坚，推之则移，月事以时下，此其候也。皆生于女子，可导而下"。尤师认为输卵管位于人体的下腹部，且为肠外之物，故将输卵管炎、积水、阻塞归属于中医学的"肠覃"范畴。

尤师认为患者多因素体寒凉或产褥不善调护，外感寒邪，饮食生冷，使得寒气客于肠外，气不得荣，致使肝气郁结。肝失疏泄，气滞血瘀，经脉不利，水道不通，以致血液不行，水湿不运而发病。《素问·至真要大论》载："诸湿肿满，皆属于脾。"脾虚也可致水湿运化失司，瘀阻湿停而致病；妇人经行产后，气血虚损，血室大开，湿热毒邪乘虚内侵，邪与血结，阻滞气机，气滞血瘀，病久致有形湿邪停聚胞络而发病。水湿不运，胞脉受阻，冲任不通，卵子通行受阻，不能与精子结合成孕卵，甚而不能受孕。

二、尤氏子管疗法

1. 分期治疗，试孕方案

尤师针对输卵管炎、输卵管积液、输卵管阻塞患者予以中医综合治疗 3 个月后，如输卵管双侧输卵管炎或通而不畅，一侧输卵管输卵管炎或通而不畅，或输卵管积水经治疗，月经的第 11～14 天复查消失，输卵管阻塞治疗 3 个月后可考虑予以中医切入试孕方案治疗，如怀孕须首先排除宫外孕后，积极予以保胎治疗。

经期以治疗引起输卵管障碍性不孕的痼疾为主，行经期是新旧交替的过程，此期以调理气血、因势利导为主，使胞宫络脉通畅，盈满之血依时而下为主。卵泡生长期全力调泡助孕，宜益肾健脾、暖巢增液，助养泡膜，宣散脉络，促泡速长，顺势而出，滋补肾精，助膜长养，从肾、脾、肝论治。着床时根据辅助检测，如静息基础体温（BBT），根据月经第11天行阴式B超监测排卵，根据卵泡大小、形态，计算排卵日，指导安排性生活。确定早孕后健脾补肾、养血安胎。

2. 子管之病，内外合治

（1）**中药内服，攻补兼施**：基于本病的特点为虚实夹杂，尤师认为治疗上需攻补兼施，强调在清热利湿、活血通络的基础上，不忘加理气疏肝、益气健脾之药，以期最好、最快的治愈本病。尤师常用经验方，以攻补兼施，虚实结合，寒温并用，通而不破。中药内服时，谨记清热解毒勿用寒凉之品，以防冰络塞流。因障碍多因逐年积累而致，《医碥》载："盖瘀败之血，势无复返于经之理，不去则留蓄为患，故不问人之虚实强弱，必去无疑。"故辨证治疗时，务必注意搭配使用益气化瘀之品。

（2）**中药外敷，开结行滞**：在用中药内服治疗疾患的同时，尤师主张内外同治，清代外治名家吴师机所撰《理瀹骈文》就提出："外治之理，即内治之理，外治之药，亦即内治之药，所异者，法耳。"在非经期嘱患者使用外敷包，选用中药辛温发散之品外敷少腹，以辅佐内服药之不能速达病所；不主张中药保留灌肠，浓缩高渗之液无吸收之效，反复肛门操作有致感染之虞，临床上常予以外敷包外敷下腹部，还常常结合耳穴等外治法。

（3）**独创特色干预——体位运动疗法**：输卵管是于子宫双角处向外走行延伸的一对柔软、细长的管腔组织，输卵管积水患者的输卵管远端闭合如盲端，呈口袋状，袋口为宫腔内输卵管开口。尤师认为有针对性的体位加运动指导，可以促进袋口中瘀积于内的水湿有形之邪从袋口流出，以达到治疗目的。

（黄金珠　谢佳　彭尧　整理）

第五节 塑宫论

子宫切口假腔又称子宫切口憩室、剖宫产后子宫切口愈合缺损等，是剖宫产术后的一个少见的远期并发症。随着剖宫产率的升高及检测技术的发展，其发病率呈上升趋势。该病可以引起经期延长、月经淋漓不尽甚或阴道大出血等，临床以经期延长较多见，临床上对剖宫产术后这种晚期并发症尚未引起足够重视，多数患者常被漏诊或误诊。尤师对本病有独到的认识，提出"塑宫论"（图2-5）的观点，采用"三期三法"论治本病。

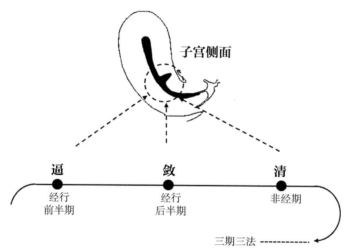

图 2-5 尤氏塑宫论图解

一、中西医相关认识

剖宫产术后子宫切口的愈合取决于多种因素，包括术前宫颈扩张的程度、子宫肌层的收缩能力、围手术期有无合并宫内感染并可能受切口缝合的方法影响。推测剖宫产子宫切口憩室形成的原因可能有：①宫颈和宫体肌肉组织的结构不同，切口过高时切口上缘短且厚，下缘薄且长；切口位置过低接近宫颈或在宫颈上时血液供应少，加之切口缝合过密、过多则易缺血、坏死，使切口裂开出血；剖宫产时因切口撕裂、切口对合不良、切口缺血、切口出血等原因形成一薄弱处，导致子宫内膜及肌层呈疝状逐渐向外突出。②感染、胎膜早破、产程异常、前置胎盘、妊娠期高血压、妊娠期糖尿病等原因，孕妇剖宫产术后机体抵抗力低下，引起感染。③子宫切口部位子宫内膜异位，随着反复的经期内膜剥脱、出血，压力增加向宫腔内破裂形成憩室。④宫腔内容物排出受阻，宫内压增加，使子宫切口愈合不良处慢慢向外膨出，形成憩室。⑤任何可导致切口局部血液灌注异常的病理生理因素。⑥子宫切口局部异物残留，以线结为多见，导致远期的排斥反应、炎症，进而形成憩室。

中医古籍中无"子宫切口假腔"病名，根据其症状，应将其归入"经期延长""月经过多""崩漏"等范畴，一般认为金刃损伤胞宫胞脉是假腔的基本病因。金刃损伤胞宫胞脉，胞宫血运不佳，供血不良，不能荣养伤口组织，造成局部组织坏死、感染，从而形成假腔。体质差异是假腔形成的次要病因。禀赋虚弱，气血不足，加上剖宫产手术后失血伤气，气血更愈显虚弱。胞宫切口得不到充分濡养修复，而又无力收敛伤口，以致久病腔成。可见子宫切口假腔的主要病机有气虚、瘀热、邪毒等。

二、尤氏塑宫理论

子宫切口假腔的形成，使子宫的肌层及内膜的结构失去了完整性，目前针对子宫切口假腔的西医治疗，主要有以下几种方法：手术切开伤口再缝合；宫腔镜下诊刮＋电灼术；性激素周期治疗等。开腹手术可于假腔形成处切开，剔除假腔内层组织，用吸收线缝合，但实际操作中存在诸多困难，手术成功率低；宫腔镜下电灼术虽然可以烧灼假腔内膜及囊壁，但极易造成子宫穿孔、膀胱损伤等风险。性激素周期性治疗只对部分患者有效，而且一旦停药复发率高。尤师认为气虚不摄、热瘀互结是假腔的基本病机，特创塑宫三期法治疗本病，所谓"塑宫"即重塑修复子宫，促使子宫切口的愈合，恢复子宫肌层及内膜的完整性，消除经期延长、月经过多等月经异常的表现。三期法，即：经行前半期，用逼宫法趁势利导逼出宫腔内滞留之瘀血邪气；经行后半期，用敛宫法以收敛假腔伤口；非经期，用清宫法以清解宫腔内热瘀之邪。

1. 经行前半期——逼宫法

"宣温胞宫，通络祛瘀"。

经期子宫血海由满而溢，泻而不藏排出经血，子宫假腔形成后，经血及创口出血残留于腔隙内，难以自行排出。滞血不去则新血难以归经，且子宫收缩易引起腔陷内的瘀血点滴漏出，从而导致经期延长，此期的治疗应当以宣散为主，所谓"逼宫法"即是通过宣散子宫内滞之瘀血邪气，来逼迫旧血流出，消除假腔淋漓不尽之征象。在月经周期的第 1~6 天，尤师予假腔患者以外用的活血通络温胞中药外敷包，热敷下腹部，药效经皮肤渗透迅速吸收，直达病所，可以改善子宫局部的血液循环，促使子宫假腔内的瘀血随经血排出，缩小子宫假腔病灶，同时行血不破血，避免经期出血过多。

2. 经行后半期——敛宫法

"巧用苦涩，止血敛口"。

经行后半期，经血将净，此期的治疗当以敛宫法为主，收涩有两个目的：一为止血，促使经血按期而止；二为敛创，促进子宫假腔创面的愈合。从月经的第四天开始，尤师常给予患者服用益气摄血的中药汤剂，以求敛宫止血，常用自拟四花汤加减，益气与清热同行，收涩与化瘀同用，使创口收敛，假腔渐愈，瘀血去而经血调。

3. 非经期——清宫法

"扶正解毒，以消其本"。

瘀热、邪毒、气虚是假腔萌生、发展及形成之本，子宫假腔患者多由金刃所伤、邪毒缠绵、气血虚弱而致创口经久难愈，或假腔的形成之经血难尽而致气血愈虚。故在非经期当以清宫法为主、益气扶正为辅以消其本，因气为血之帅，在祛邪泄热的同时益气则可行血、摄血、生血，推动瘀血运行，有助于消除假腔经血淋漓之象，促进子宫假腔口的修复。尤师常予患者自制盆炎丸，以清热除湿、活血解毒、强腰通络，配合补气扶正类药物，可明显改善患者因假腔造成的相关症状。

（黄金珠　章刚　整理）

第六节　耕耘论

月经过少是指月经周期正常，月经量明显减少，或行经时间不足 2 天，甚或点滴即净者。一般认为月经量少于 20mL 为月经过少，临床以医源性子宫内膜损伤、宫腔粘连所致月经量少者最为常见。近年来，由于人们性观念的开放和生育年龄的普遍推后，未婚先孕和生育前反复人工流产的女性人数逐年增加。反复多次人流，可能导致子宫内膜基底层永久性缺损，内膜功能层修复障碍，致内膜不能发生周期性变化，致月经量显著减少，在临床上较为常见，若未能及时调治，可进一步发展为闭经、不孕症等，严重影响患者的身心健康。对于行 IVF-ET 的患者而言，内膜容受性不良是导致胚胎反复着床失败的关键因素之一。故及早治疗本病对维持患者正常的生理功能、改善其生育能力、提高 IVF-ET 患者内膜容受性有着积极的临床意义。

一、耕耘释义

尤师经过多年反复临床实践提出针对本病的耕耘论，"耕耘"（图 2-6）本义是指农民用犁把土地翻松，使土壤变得松软肥沃，这样农作物才能良好生长，农民才能获得丰收，取类比象，尤师耕耘论是指通过中医辨证论治，修复子宫内膜基底层，恢复子宫内膜功能层的周期性变化，改善子宫内膜的容受性，达到治疗月经过少、闭经、不孕、介入 IVF-ET 等病症的目的。同时，尤师在此基础上采用"安胎前移法"辅助治疗行体外受精 - 胚胎移植（IVF-ET）技术的不孕症患者，有效地提高了 IVF-ET 技术的成功率。

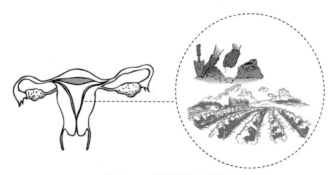

图 2-6　尤氏耕耘论图解

二、尤氏耕耘理论

1. 月经过少——"耕耘二法"

尤师认为肾精不足，精血亏虚为月经过少的根本病机，心肝脾郁结瘀滞为其主要病机。《医学正传》曰："月水全赖肾水施化，肾水既乏，则经水日以干枯。"先天禀赋不足或后天疾病、流产、感染等均可导致肾精匮乏，气血生化乏源，天癸生而乏，血海满溢量少，则月经稀发、量少。又《傅青主女科》载："盖以肾水之生，原不由于心肝脾；而肾水之化，实有关于心肝脾。"即肾水生化，充盈血海，使经血应时而下与心、肝、脾的功能正常密切相关。心为五脏六腑之大主，主宰全身血脉，其冲在血海。心血旺盛，心气下通，心脉通则血流顺畅。《女科经纶》中曰："女子不月，得之心气不通，故不治其血而治其心可也。"由此可见，若心气郁结不通，心火不降，肾水不能济，则肾水生化异常，心脉瘀滞，血流不畅，进而经量减少。肝为肾之子，肝藏血，主疏泄，调节血量。若肝气郁滞，经络阻滞，其疏泄的功能不得发挥，则经量减少。脾主为后天气血生化之源，先天肾水亦要仰赖后天水谷精微的滋养。若脾气郁结，则不能运化水谷精微以养肾水，肾水生化障碍则血海充盈不满，经行量少。"倘心肝脾有一经之郁，则其气不能入于肾中，肾之气即郁而不宣矣。"由此可见，心肝脾郁结瘀滞最终会导致肾水生化宣泄异常，进而在行经时经量减少。因此尤师创立了治疗月经过少的耕耘二法：

（1）**补肾养血法**：补肾以长先天之精，化生肾水，补给先天物质基础；女人以血为本，养血以顾其根本，维持血海满盈；疏通心脉瘀滞，心气下通，心肾相交，顺畅血流。

（2）**疏郁化瘀法**：疏解肝郁，通达气机，气血正常下行；化脾之郁结，则水谷精微得以输布，以补养先天之肾精生化气血。

二法并用，通补兼施，动静结合，通而不伤气血，以静养动，以动制静，动静相宜。

月经量少虽是妇科临床较为普遍且常见的疾病，但是由于导致其发病的原因多而复杂，因此，月经量少的治疗也较为困难，以往在临床治疗过程中也没有较好的疗效。《证治准绳》谓："经水涩少，为虚为涩，虚则补之，涩则濡之。"尤师将临床与理论结合，提出了肾精不足，精血亏虚以"虚"为根本病机及心肝脾郁结瘀滞以"涩"为"协同"病机，并以此为基础拟定了"补肾养血、疏郁化瘀"的根本治法，双重病机结合，肃清本质，分期论治，整体调节，拟方用药轻柔、通补相宜、动静结合，从根本上治疗了月经量少。

2. 内膜容受性低——"安胎前移法"（图 2-7）

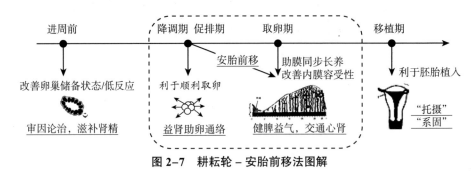

图 2-7 耕耘轮－安胎前移法图解

IVF 降调节类方案大致分成 3 个时期：垂体降调期、促排期及移植后期。垂体降调期是利用促性腺激素释放激素类似物（GnRH-a）使垂体细胞表面 GnRH 受体脱敏，抑制内源性及早发的促黄体生成素峰的产生，以便使多个卵泡可以在相对同一生长水平上发育长大，以提高获卵数量及质量，垂体降调期可因垂体降调过深、卵巢反应不良等使子宫内膜容受性大为降低。促排期是在短时间内，多个优势卵泡迅速发育，而子宫内膜须顺势同步而长，则大量肾精损耗致肾精不足。而降调期肾阴已亏，促排期肾精速耗，导致肾精急剧匮乏，无权养胎摄胎，而致胚胎着床失败。移植后期，由于缺乏早黄体期变化、雌激素（E）及孕激素（P）水平变化较自然周期快而致月经提早来潮，进而影响胚胎着床；或卵巢过度刺激引起 E、P 水平过高，P 分泌相对不足，使子宫内膜与胚胎发育不同步，子宫内膜容受性降低，影响到种植率，现代医学激素替代疗法临床效果往往不是很理想。

尤师认为，脾为气血生化之源，脾能生血、统血，补脾而生血，脾旺则统摄有权，脾气主升，气能载胎，中气升提有力，胎儿才能正常发育。尤老师总结胚胎着床失败的主要原因之一是脾失健运，气血生化无源，气虚失于固摄，血虚失于温养所致。进而创制着床方，嘱患者于胚胎移植当日开始服用，该方通过健运脾土，使得气血生化有源，脾土生化、承载、受纳之功得以正常发挥，达健脾养膜、摄胎助孕之功。再者，肾精充沛，冲任得养，则胎元自固肾气受损，则冲任不固，不能固摄胎元，系胎无力，以致胎动不安、胎漏，甚至滑胎。尤老师总结胚胎种植失败的主要原因之二是肾中精气亏虚引起胎元不固所致，以补肾固冲任为安胎的主要治则。着床方中蕴含寿胎丸之意，通过补肾益精、固冲安胎以提高子宫内膜容受性，使胎元自固，增加胚胎着床概率。总之，安胎前移法通过健脾补肾提高子宫内膜的容受性，以助胞宫摄纳胎元，促进胚胎着床。

（黄金珠　周航　章刚　整理）

第七节　胞宫论

胞宫（图2-8）是女性的特有内生殖器官，又叫"女子胞""胞脏""子宫"或"子脏"等。而"子宫"一词早在《神农本草经》中就出现了。胞宫的功能是排出月经和孕育胎儿。女性不孕症中就有10%～30%的患者合并有子宫疾病。尤师综合现代医学及中医对女性胞宫的认识，针对子宫内膜异位、月经病、宫腔粘连、子宫肌瘤等疾病，创立了自己独特的诊疗理论体系。

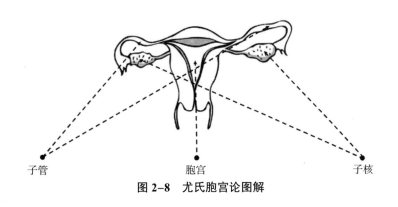

子管　　　　　　　　胞宫　　　　　　　　子核

图 2-8　尤氏胞宫论图解

一、尤氏识胞宫

1. 奇恒之腑，藏蓄阴精

胞宫的生理功能是蓄藏精（经）血，主孕育胎儿。其藏泄功能是以气血调和、肾气充实和通畅为基础。胞宫的气血通畅，肾气充实，与天癸之泌至、任脉之气通、冲脉之血盛密切相关。脏腑、气血、冲任要发挥女性特殊的生理功能，最后必须依靠胞宫来完成。反之，没有胞宫，月经就不可能产生；没有胞宫，孕育胎儿的功能也不可能完成。

2. 法象大地，生养万物

胞宫的功能涵盖内生殖器官的所有功能，尤氏"耕耘论"，即胞宫及其内部环境之于女性生殖功能的作用，被喻之以"土地"、"土壤质地"、土地上"乱石杂草"与土地上收获"庄稼"的关系。喻中，以"土地"喻女性之胞宫，以"土壤质地"喻胞宫条件之优劣，以土地上的"乱石杂草"喻子宫、内膜、输卵管或卵巢存在的病灶，以土地上能生长出的"庄稼"喻宫中之胎儿。

3. 生殖之轴，调经助孕

肾－天癸－冲任－胞宫轴是女性的重要生殖轴，是月经产生的基础。肾气是女性生长发育和生殖之本，《素问·上古天真论》曰："女子七岁肾气盛，齿更发长……七七任脉虚，太冲脉衰少，天癸竭，地道不通，故形坏而无子也。"阐明了妇女一生从生长发育到衰老的全过程都由肾气主宰，以肾贯彻始终。只有肾气盛才能齿更发长骨坚，身体盛壮，天癸泌至，冲任通盛，才能经调孕子。肾为冲任之本，能促进天癸的成熟泌至。肾主系胞，胞宫有络脉与肾相通并赖肾气以维系，经络上冲、任、督三脉均起于胞中，这样肾、冲任、胞宫之间就有了紧密的联系。胞宫要正常发育并发挥主月经的生理功能必须要在肾气盛的前提下才能完成。

二、尤氏胞宫论

尤师对子宫内膜异位、宫腔粘连、月经病、子宫肌瘤等胞宫疾病的病因病机都有独特的认识，并通过其多年的临床实践摸索了一套独特的诊疗体系，临床验证疗效显著。针对内异症，尤师认为其基本病理以"血瘀"为主，巧用周期疗法；针对宫腔粘连，尤师认为其与先天后天息息相关，制订了"攻补兼施"的治疗法则；针对月经病，尤师认为"女子经血宜行，丝毫不可壅滞"而强调行气的必要性，认为"调经必以行气为先也""妇人经水不调，多因气郁所致"，故行气主要以疏肝为主；针对子宫肌瘤，尤师认为子宫肌瘤为"肉积"，须用"消法"。"消法"是中医治疗疾病的八法之一，以消导药为主方，有消食导滞、消痞化积的作用，可配伍散结之品治疗"肉积"。

1. 子宫内膜异位症

尤师认为子宫内膜异位症属中医"血瘕"的范畴，认为子宫内膜异位症的异位内膜实质为"离经之血"，瘀积日久而成癥积，基本病理以"血瘀"为主。其发病虽较复杂，但以正气虚弱、血气失调、痰瘀互结为关键，主要病机特点为"瘀、虚、痰"，且往往兼夹瘀毒，因内膜异位症常与盆腔及内生殖器各种炎症掺杂互见，炎症可加重内膜异位症及其临床表现，而内膜异位症能使周围组织发生局部脓肿、粘连，以致炎症加重。尤师在长期临床实践中发现，本病随月经周期的演变而变化。经后期，阴长阳消，内在之瘀结亦随之增长；经前期，阳长阴消，内在的瘀结亦随之而有所控制，并逐渐融化。因此尤师在治疗上除抓住内异症瘀血这一病机特点外，还结合妇女月经周期特点进行辨证论治。尤师常采用经前、经行、经后期三阶段的周期疗法（详见下篇第八章第三节胞宫论病"子宫内膜异位症"）。

2. 宫腔粘连

宫腔粘连，我国古代医学并无专门病名，然而根据其临床表现，可归于月经过少、痛经、无子、胎漏等病。尤师认为术中金刃兵器直接损伤胞宫，致使胞宫瘀血留滞，耗损肾中精气，气血生化乏源，冲任失养，则月经量减少。先天肾精未充，致血海充盈不足，发为月经量少；亦有后天因素，如胞宫感染、流产、胞宫为金刃所伤，致肾之功能受损，肾中瘀血为患，发为月经量少。月经量的减少，与肾中精气损伤息息相关。粘连乃邪气化热酿毒，子宫、冲任气血失畅，经期气血下注冲任，子宫气血更加壅滞，故行经期间腹痛坠胀，发为痛经。胞宫坏损，则胎儿无着床安身之所，故无子。胞宫坏血不下，则胎孕难成。肾气亏损，则无以滋养胎儿，孕则易滑胎、胎漏。此外，胞宫中瘀血残留，胎儿寄居之所不佳，且瘀血阻碍气血运行，则胎儿长养不能，易发为胎漏、胎动不安。尤师认为宫腔粘连以肾虚血瘀为主要病因，临床应以补肾化瘀为治疗大法。针对本病尤师主张内外同治，经期宜清宜消宜攻，非经期宜补宜润宜养（详见下篇第八章第三节胞宫论病"宫腔粘连"）。

3. 月经病

（1）**月经量少**：尤师认为女人如花似水，以肾为根，以血为本。肾主宰着人体的生长发育和生殖功能的成熟。月经的产生是肾气－天癸－冲任－胞宫协同作用的结果。肾与月经关系密切，大凡月经失调多与肾的功能失调有关。《傅青主女科》曰："盖以肾水之生，原不由于心、肝、脾；而肾水之化，实有关于心、肝、脾。"即肾水生化，充盈血海，使经血应时而下与心、肝、脾的功能正常密切相关。"倘心、肝、脾有一经之郁，则其气不能入于肾中，肾之气即郁而不宣矣。"心、肝、脾郁结瘀滞，最终会导致肾水生化宣泄异常，进而在行经时经量减少。尤师拟订了补肾养血、疏郁化瘀的根本治法（详见耕耘论）。

（2）**闭经**：尤师认为，"经水出诸肾"，肾藏精气，是人体的根本，它对"天癸"的成熟和冲任二脉的通盛有着极为重要的作用。肝藏血，与肾藏精密切相关，精血相生、肝肾同源而同司下焦，又为冲任之本，且妇人以肝为先天、肝为肾之子，肝血必得肾精始充，两者在月事形成调节中起着重要的作用，任脉通畅，太冲脉盛，血海充盈，血满而溢，月事应时而下，如先天禀赋不足，青春期肾精不足，肝血得不到充养，肝血不足，冲任血虚，表现为月经延期、量少，最后导致闭经；或者由于后天疾病或房劳、流产、分娩出血过多、时间过长，伤及肾经导致肾精亏损，肝血虚少，冲任失于充养，无以化为经血，临床多表现为经来量少、经候衍期，最后出现闭经或肾虚失其封藏，导致月经量多、淋漓不尽，最后可导致肝肾精血不足而闭经。当然临床中还可见到其他证型，但肝肾不足是闭经的基本病机，在临证中应紧紧抓住肝肾不足之病机本质。

（3）**崩漏**：尤师认为崩漏之主要病机不外乎以下三个方面：气虚、血热、瘀阻。气为血之帅，血为气之母。气能行血，气亦能摄血，气又依赖血的运载才能发挥作用。妇人以血为本，而经带胎产无不耗伤阴血，流产、上环等均可损伤冲任之脉。冲任不调，阴血亏损，以致机体处于气血相对不足的状态。血虚可导致气虚，气虚则无权摄血，而致出血诸症，如此更加重了血虚，形成了因果相干、气血两虚的恶性循环。血得热则行，得寒则凝，故妇科之血证，与热邪为患，尤为密切。尤师根据崩漏之虚、热、瘀的病机特点，治以清热化瘀、滋阴止血，临床上常用四草汤随症加减治之。

4. 子宫肌瘤

尤师总结子宫肌瘤的病因病机及特性如下：

（1）子宫肌瘤为外有包膜、质地坚硬如石的实质性球形肿块，属于阴邪。与"癥瘕"中的"肉瘕"相似，属中医"肉积"范畴。

（2）外感六淫、饮食不节等导致脏腑功能失调，而致气、血、痰、湿、食等有形之邪积聚，并滞留于胞宫或筋膜之间，日久坚硬如石，遂成"肉积"。

（3）瘤体的形成并增大依赖胞宫内精气的滋养，且子宫为奇恒之腑，藏而不泄。藏者，收藏精气也，日久必损伤胞宫之精气，削弱其功能，正所谓"邪之所凑，其气必虚"。

（4）尤师认为子宫肌瘤为"肉积"，须用"消法"，"消法"是中医治疗疾病的八法之一。以消导药为主方，有消食导滞、消癥化积的作用，可配伍散结之品治疗"肉积"。在消积散结的同时，须益气扶正才能彻底清除病邪。

（黄金珠 谢佳 彭尧 整理）

第八节 种子论

女性不孕或反复流产的发生率逐年升高，已成为影响人类发展与健康的一个全球性医学和社会学问题，二十年来体外受精－胚胎移植（IVF－

ET）等助孕技术的兴起，提高了妊娠成功率并获得较大成功。尤师从现代医学及中医对女性生殖的认识综合出发，针对子宫内膜容性差与卵泡发育异常所致的不孕、反复流产，以及 IVF-ET 中胚胎反复着床失败患者，从中医脾肾着手，特创分期种子法（图 2-9），临床多获良效。

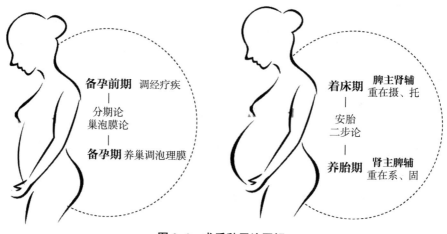

备孕前期 调经疗疾
|
分期论
巢泡膜论
|
备孕期 养巢调泡理膜

着床期 脾主肾辅
重在摄、托
|
安胎
二步论
|
养胎期 肾主脾辅
重在系、固

图 2-9 尤氏种子论图解

一、妊娠中西医现论

1. 妊娠生理概述

女性的生殖系统由卵巢、输卵管、子宫、阴道和外阴组成，这些器官的功能包括分泌激素、排卵、受精和分娩。其中卵巢是女性生殖系统最主要的器官，女性孕育是极其复杂的过程，其中涉及内分泌系统、神经系统、免疫系统及遗传等多种问题。

正常情况下，进入育龄期后、月经正常的女性，每个月经周期都有 1 个成熟卵子排出，精子在女性阴道内能生存 1～3 天，卵子排出后能生存 1 天左右，女性排卵时间一般在下次月经来潮前 14 天左右。若女性在排卵期前后有正常的性生活，一方面男子睾丸能产生正常的精子、女性拥有成熟卵子排出；另一方面生殖道通畅无阻，卵子在输卵管壶腹部与峡部受精后，受精卵开始有丝分裂，经过桑葚胚再形成胚泡，在受精后第 6～7 天，由输卵管运送至子宫，在子宫内膜着床。胚泡的滋养细胞亦逐步增生成绒毛，使胚胎与母体间的联系形成。而受精后24h，受精卵即产生"早孕因子"，早孕因子与免疫、内分泌等联系密切，对预测流产和早期胚胎死亡具有一定意义。

倘若女性的内分泌失调，致使排卵障碍或卵巢功能欠佳，或因生殖道感染、输卵管因素、子宫内膜环境不良，甚则免疫、遗传因素，以及男性精子异常，均可导致女性受孕困难甚至不孕，或者反复流产，故当需注意。

2. 生殖之病，卵巢为本

女性不孕症虽有多种致病因素，但其中生殖系统的内分泌因素占有重要地位，在不孕及反复流产患者中，卵巢功能障碍、黄体功能不全等属内分泌因素，约占1/3以上，而卵泡的发育与内膜的容受性与生殖系统的内分泌息息相关。尤师认为女性以卵巢为本，其在女性生殖方面具有重要的双重功能：一方面是生殖细胞在多级卵泡内发育成熟，另一方面作为生殖内分泌器官，产生雌激素、孕激素、雄激素等多种甾体激素。现代医学研究证明，卵巢能够合成分泌20余种激素和生长因子，而这些微量物质控制着人体生殖、免疫、神经、骨骼等九大系统的400多个部位，维持系统器官的"青春"和"活力"。当女性衰老时首先表现在卵巢的功能上，故女性生殖以卵巢为本。

3. 中医识孕

（1）"男子精壮，女子经调"——有子之道：中医对受孕机理的最早认识在《黄帝内经》中即有体现，指出女性"二七而天癸至，任脉通，太冲脉盛，月事以时下，故有子……丈夫八岁，肾气实，齿更发长；二八肾气盛，天癸至，精气溢泻，阴阳和，故能有子。"明确指出了妊娠的机理。《黄帝内经》云："两神相搏，合而成形，常先身生，是谓精。"强调了"精"在生殖中的关键作用，《黄帝内经》故此突出了"肾藏精""肾主生殖"的理论基础，而在此理论基础上，后世医家不断充实，提出"男精壮，女经调，有子之道""姻娠之时，顺而施之则成胎""胎之所居，名曰子宫"等有关妊娠机理的各要素。

（2）"冲任失调，脾肾首当"——不孕核心：《黄帝内经》已明确指出男女双方在肾气盛、天癸至、任通冲盛的前提下，女子月事以时下，男子精气溢泄，阴阳和，便可有子，故不孕及反复流产的因素关乎男女双方。对于女性不孕而言，则必重视"脾肾""心肝"之间的联系。

二、尤氏种子理论

尤师对子宫内膜容性差与卵泡发育异常所致的不孕、反复流产，以及IVF-ET中胚胎反复着床失败等，常采用健脾养膜法以种子、摄托系固法以安胎。所谓摄托系固即从脾肾着手，分期安胎，停经40天前，土生万物，重在摄托；停经40天后，水润万物，重在系固，其疗效显著，增加了妊娠成功率，为不孕症治疗和IVF-ET中医生殖辅治提供了新思路、新方法。

1. 种子对象选择、治疗对策

（1）种子干瘪——卵泡发育不足

表现特点：女性的精神压力随着我国经济的高速发展不断增加，精神紧张焦虑，同时饮食问题、社会、自然环境等不良因素易致卵泡发育异常，如卵泡生长过慢、扁卵泡等。卵泡生长过慢是指月经周期第16天时，最大卵泡直径＜15mm，扁卵泡是指卵泡长短径之差超过3mm，两者均可致女性不孕或反复流产。

治疗核心：采用"时空论"——借助现代医学检测技术，归纳总结卵泡异常发育的不同类型，运用时空观思维结合子宫内膜的消长规律诊断，运用中医药进行辨卵调泡（详见"时空论"）。

（2）土壤稀薄——内膜容受性不良

表现特点：近年来，女性因非意愿妊娠而行人流手术的频率逐年增加，反复人流可使子宫内膜变薄，以致月经量少或月经后期，也可使内膜容受性降低而不能摄胎孕。在IVF-ET的过程中，内膜容受性不良也是导致胚胎反复着床失败的重要因素之一。

治疗核心：采用"耕耘论"——该类患者以"肾精不足，精血亏虚"为核心病机，治疗时以"病症结合，分期论治，整体调节"为原则，进行辨证调护（详见"耕耘论"）。

2. 孕前以养膜助卵，土爱稼穑

针对以上病症的特点，在"时空论"与"耕耘论"基础上，从脾肾着手，采用健脾养膜法以种子、摄托系固而安胎，使其"种子"顺利种植于"土壤"。

（1）氤氲养膜助卵，促其摄精成孕：因种子对象卵巢功能往往欠佳，故根据其病因病机特点以脾肾虚为核心，与心、肝密切相关，而"瘀"为其主要病理环节，尤师结合多年临床经验，自拟助卵方，使阴阳平衡，气血畅通，冲任调达，血海充盈，天癸复至。

同时，在现代医学技术下，利用妇科 B 超辅助手段，监测卵泡生长发育情况，拟于月经周期第 11 天行第一次监排，卵泡大小 10 ~ 15mm，卵泡每天增长约 1mm；女性正常情况下当卵泡直径 >15mm，卵泡则每天增长约 1.5mm，内膜同步增长约 0.3mm，在计算控制下，安排同房最佳时机。

（2）经前土爱稼穑，健脾养膜种子：胚胎着床是胎孕的重要过程，又称为植入，是指胚胎侵入子宫内膜的过程，主要取决于胚胎侵入能力及子宫内膜容受性这两个重要因素。中医认为：脾"五行属土，土爱稼穑"，"万物土中生，万物土中灭"，喻指脾土具有生化、承载、受纳等作用。故胚胎着床失败主要是由于脾土失运，气血生化不足，气虚失于固摄，血虚失于温养所致。故尤师特创制着床煲，以改善子宫内膜的容受性，助胞宫摄纳胎元，促进胚胎着床。同时，使脾土健运，气血生化有源，脾土生化、承载、受纳之功得以正常发挥，达健脾养膜、摄胎助孕之效。此煲也可于 IVF-ET 移植阶段服食，促进受精卵着床。

3. 安胎以摄托系固，生润万物

若胞宫摄纳胎元顺利，受精卵着床成功，则采用摄托系固之法以安胎。所谓摄托系固，即从脾肾着手，分期安胎，停经 40 天前，土生万物，重在摄托，"摄托"即以健脾为主、补肾为辅之法固摄托养胎元；停经 40 天后，水润万物，重在系固，"系固"即以补肾为主、健脾为辅之法以维系稳固胎元。

（1）重在摄托——停经 40 天前，土生万物：孕早期，即停经 40 天前，尤师安胎常用摄托之法，以健脾为主、补肾为辅之法固摄托养胎元。因脾五行属土，土禀坤静之德，能化生万物，为万物扎根之基。妇人妊娠，胎在腹中，犹万物始萌于土。孕后，胎元全赖母之气血以载养，而气血又靠脾胃运化之水谷精微所化生。

《济阴纲目·论胎前脾胃气血为要》中生动地描述道："食气于母，所以养其形，食味于母，所以养其精，形精为滋育，气味为本。故天之五气，地之五味，母食之而子又食之，外则充乎形质，内则滋乎胎气。"因此，养胎全在脾胃，若脾胃弱，饮食少，气血无生化之源，胎元无所养而有坠堕之虞，所以胎不安首责脾土。自然界中，土湿不能生物，土干亦不能生物，唯有不干不湿才能生万物。因此养胎首先养脾健脾，只有脾气健旺，脾土不湿，能运化水谷以化生气血，气血充盈，胞胎有所载养，胎元才能正常发育。故此期尤师用安健脾益气、摄托胎元之药。

（2）重在系固——停经40天后，水润万物：停经40天后，尤师常用系固之法，以补肾为主、健脾为辅之法，维系稳固胎元。因肾五行属水，水曰润下，为元阴元阳所处。肾主藏精，精血互生且精可生气，精充则气旺。胞脉系于肾，肾气盛则孕后胞脉有力举固胎元，使胎无下坠之虑，因此肾气旺则胎固，同时胞宫通过胞脉通于肾，胎元居于胞宫，靠胞脉输送之肾精以滋养，犹如种子必赖根下吸地水以获取生长所需营养。故肾精气充足与否直接关系着胎之安危，同时，肾精也必须得到肾阳的蒸腾方能实现对胎元的滋养，正如地水只有在地热的作用下能上升到土壤，使土含水量达到一定程度，以利万物生长。地热不足，土地干冷，了无生机。所谓"寒冰之地，不生草木；重阴之渊，不长鱼龙"。因此胎元除靠肾精气系养外，还必须有肾阳之温煦固摄。尤师此期常用补益肝肾、涩精固脱之药（图2-10）。

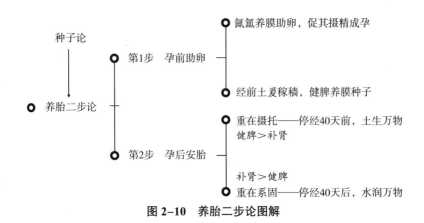

图 2-10　养胎二步论图解

4. IVF–ET 种子论四期三法

尤师在顺应 IVF–ET 医疗程序的前提下，用中医妇科对生殖生理、病理的理论认识和指导，以辨证论治为灵魂，病、证、症结合互参，充分发挥中医综合治疗优势，构建了一个中西医皆懂，简捷易行，操作、重复性强，便于推广的"种子论"中医辅治方案，即"四期三法四定位"（四期：降调期、促排期、移植期、妊娠期；三法：中药治疗法、食疗煲汤法、耳穴贴敷法。四期分期，期期对应，步步严谨。三法同施，药食互补，药针互助，有效安全；四定位：心、肝、脾、肾）。本篇不做过多讨论，详见下篇"生殖辅助介入"。

（黄金珠　周航　整理）

第三章　尤氏诊法心悟

尤师谨守"欲知其内者，当以观乎外，盖有诸内者，必形诸外"，由表及里、见微知著的诊断方法，结合长期临床实践积累的经验，总结并归纳出独特的、较完整的诊疗体系，临证时根据患者眼睛、人中、鱼际、鼻唇沟、舌象等，巧用察"形"观"色"以辨女性生殖内分泌功能，用以指导妇科调经种子类疾病的临床诊治（图3-1）。

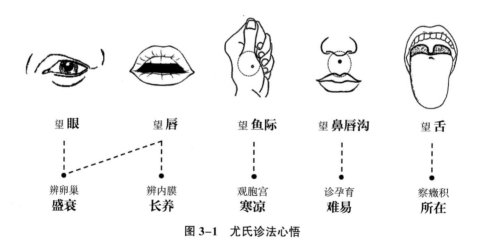

望眼　　望唇　　望鱼际　　望鼻唇沟　　望舌

辨卵巢　　辨内膜　　观胞宫　　诊孕育　　察癥积
盛衰　　**长养**　　**寒凉**　　**难易**　　**所在**

图3-1　尤氏诊法心悟

第一节　望　眼
——辨巢之盛衰

《灵枢·大惑论》云："五脏六腑之精气，皆上注于目而为之精。精之窍为眼，骨之精为瞳子，筋之精为黑眼，血之精为络，其窠气之精为白眼，肌肉之精为约束，裹撷筋骨血气之精而与脉并为系，上属于脑，后出于项中。"尤师认为，肝开窍于目，女子以肝为先天，经、带、胎、产之种种疾病，无不与此相关，故将卵巢功能与中医的"五轮"学说相结合，认为女性卵巢功能的盛衰直接影响着女性的机体状况，因此眼睛局部的变化亦可间接反映卵巢功能。

一、巢常之目候

火轮：首尾皆赤，属心，锐眦、内眦外侧红润光亮、无斑。

气轮：满眼白睛，属肺，当滋润、明亮、无充血。

风轮：黑眼筋睛，属肝，黑睛与白睛黑白分明而无交融错接。

水轮：黑瞳如漆，属肾，转动灵活、光彩有神。

肉轮：上下肉胞，属脾，眼睑色黄丰润而又光泽。

二、卵巢功能低下

火轮：锐眦、内眦，呈青褐色，外侧可见斑块或斑点。

气轮：白睛均匀性充血，泪水汪汪。

风轮：外缘呈放射状，黑白交融。

水轮：无神、无光、忧郁。

肉轮：眼睑色灰暗，无光泽。

第二节 望 唇
——辨膜识巢之长养

"脾胃、大肠、小肠、三焦、膀胱者，仓廪之本，营之居也，其华在唇、四白。"足阳明胃经之脉环于口唇，脾胃乃后天之本、气血生化之源，加之冲任二脉亦上行绕于口唇，尤师认为唇是反映全身气血情况的重要器官，且与女子生殖系统密切相关：

嘴唇红润，干湿适度，润滑有光，表明脾胃之气充足、血脉调和，子宫内膜及卵巢血供良好。

唇色青紫晦暗，说明子宫内膜及卵巢血供差，影响卵巢排卵功能及胚胎着床，致其不孕或胚胎停育。

第三节　望鱼际
——观胞宫之寒凉

尤师望掌主要是通过观察手的形态及大鱼际处的色泽等变化，判断卵巢功能。大鱼际所处部位是手太阴肺经走行的末端，内应于肺；大鱼际掌纹形态特征是中医学"肾虚质"的外在表现。《灵枢·经脉》云："诸脉之浮而常见者，皆络脉也。"又因鱼际处络脉浅表，易于观察，故侧重于观鱼际处络脉色泽的变化及形态分布以判断病性寒热、脏腑气血虚实。

一、胞宫正常状态

掌色呈粉红色，光润，活跃有神。大鱼际色红润，表面皮肤润泽，纹理细腻，扪之柔软。

二、胞宫异常状态

大鱼际青紫，盖青色为厥阴风木之色，肝胆之色，主寒证、痛证、瘀血，为寒凝气滞、经脉瘀阻的气色，甚则呈青紫色，往往伴手掌冰凉或粗糙欠润泽，均提示宫寒、卵巢功能不良。尤师亦认为手掌之皮肤如枯柴般，青筋突出，布满皱纹，如老人手一样，或手细长，如柳叶状，均提示卵巢功能不良。

但尤师特此提出，生理状态下人体络脉的色泽亦可随季节变更及当时所处环境之变而变，故单从色泽变化不能准确判别，当将脉络色泽和形态的改变结合起来，才能正确分析判断出病证的寒热属性、虚实状态及在气、在血。

第四节 望鼻唇沟
——诊孕育之难易

人中指鼻唇沟,人中诊法是中医望诊的特殊诊法之一。尤师认为人中位于鼻与唇的正中,此处能显示肾气精微之盛衰,反映命门火生机之兴落,以示卵巢功能之异。尤师诊察人中主要包括望色质、辨形态。

一、生殖功能正常

人中形态为整齐端直,略呈上窄下宽的梯形(▱),沟道深浅适中,沟缘清晰均匀对称,色泽明润,黄中透红,表明肾气盛阳气充足,提示生殖系统发育良好。

二、生殖功能异常

人中短浅、沟呈扁平状;人中色泽偏暗且枯槁,或者是有明显的色素沉着,均为肾虚不孕的信号,提示女性生殖器官发育较差、功能减弱。

第五节 望 舌
——辨瘤察病之所在

"满舌属胃,中心亦属胃,舌尖属心,舌根属肾,两旁属肝胆,四畔属脾。又舌尖属上脘,舌中属中脘,舌根属下脘。"尤师基于舌面脏腑分属理论,贯穿于整体脏腑经络,结合多年临床观察,发现女子胞宫、胞络及乳房的疾病可在舌象中体现出来:

舌紫蓝、紫暗、青紫甚或有瘀点、瘀斑,多为瘀血所致,常兼有气郁或痰湿或肾虚等证,往往提示有子宫肌瘤、卵巢囊肿等疾病的存在。

全舌泛现蓝色,多囊卵巢综合征可能性大。

舌紫有斑点、舌质光亮色绛，说明患者病久，耗气伤阴，病情较深，有时是肿瘤的预示。

舌淡暗不荣润者，则主肾虚，为肾气不足，精血不能上荣之故，提示卵巢功能不良。

（蓝婧　黄金珠　周航　整理）

第四章　辨体论治养生

尤师语录："养生是健康的生活方式，是积极的人生态度，是对自己、对家庭负责的精神，是没病防病的从容和淡定，是知识的积累和沉淀，是智者的选择。"

女人如花，不同年龄，不同风韵，或鲜艳，或迷人，或大气，或淡定，或温暖，各有不同，却都雅致。女人的一生虽如花一般，从含苞欲放、美丽盛开到悠然飘落，整个生命周期里，盛衰的变化却是非常明显；并且忙碌的职业女性的健康亦如花儿般脆弱，需要细心呵护。懂得因花施"养"，因季施"养"，因生理期施"养"，才能让"花"开得娇艳美丽！

女人似水，流淌在自然之间，孕育生命，滋润万物，灵动清纯，柔情万丈，世界也因为有了女人而分外美丽。女人虽似水，健康是源头，只有精心呵护女性健康，才能维持智慧的沃土、美丽的源头、幸福的根基。

女性要想呵护好自己的健康，首先就要知道如何养生，而养生的关键就在于了解自己，了解自己最重要的自然就是了解自己的身心状况、了解自己的体质特点。

从专业角度来讲，体质是指人体在先天遗传禀赋和后天因素的共同影响下，所形成的与自然、社会环境相适应的，在脏腑经络等形态结构和功能等方面所固有的、相对稳定的特性。至今为止，国外医学对体质的各种研究、分类学说都无法直接指导临床实践和养生康复，只有中医体质学说能够与医疗实践、养生长寿密切结合。本文专述尤师从辨识体质论治女性治病、养生的经验。

第一节 九型体质，分而论证

体质与病证有密切关系，体质是辨证基础，决定疾病的临床证型。体质既可以向好的方面转化，又可以向疾病的方面转化。一方面，由于体质的相对稳定性，可以直接影响辨证治疗中疾病的证型和疗效；另一方面，体质的特异性往往决定着对某些致病因素的易感性和发病后病变类型的倾向性，从而影响后天疾病的证型，故中医临床辨证特别重视体质因素，将判别体质状况视为辨证的前提和重要依据，达治病求本的目的。证型与体质是密切相关的，虚性体质每随其阴阳属性而转化，导致更虚，另外虚性体质亦可招致邪气之留恋，而表现为本虚标实之证。重视个体体质，强调整体调节的中医学，理应在对女性疾病的防治领域表现出强大的优势。将体质学说引入妇科疾病的中医药治疗中，在辨证治疗的同时，注意体质的偏颇，再对患者进行调治，以提高治疗妇科疾病的成功率，发挥中医学的优势。

体质分类方法有很多种，如：五行分类法（阴阳二十五人分类法）；阴阳分类法（太阴、少阴、太阳、少阳、阴阳、和平）；体型肥瘦分类法（肥人、瘦人、肥瘦适中人）；禀性勇怯分类法（勇敢之人、怯懦之人、中庸之人）等。现代体质分类法多遵从王琦教授的体质"九分法"（图 4-1），具体如下：

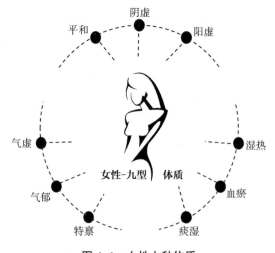

图 4-1　女性九种体质

一、A 型——平和体质

A 型体质的女人是平和体质、健康派，调体养生的目标是使其生命之树常青。

1. 体质特征

（1）形体特征：体形匀称健壮。

（2）常见表现：面色、肤色润泽，头发茂密有光泽，目光有神，鼻色明润，嗅觉通利，味觉正常，唇色红润，精力充沛，不易疲劳，耐受寒热，睡眠安和，胃纳良好，二便正常。舌色淡红，苔薄白，脉和有神。

心理特征：性格随和开朗、阳光，不轻易郁闷或动怒。

发病倾向：平素患病较少。

对外界环境适应能力：对自然环境和社会环境适应能力较强。

2. 基础用方

谨守病机，随（病）证选方。

3. 调体原则

平调阴阳。

二、B 型——阳虚体质

B 型体质女人是阳虚体质、怕冷派，调体养生的目标是让阳气长旺。

1. 体质特征

（1）形体特征：多形体白胖，肌肉不壮。

（2）常见表现

主项：平素畏冷，手足不温，喜热饮食，精神不振，睡眠偏多。舌淡胖嫩，边有齿痕，舌润，脉象沉迟而弱。

副项：面色柔白，目胞晦暗，口唇色淡，毛发易落，易出汗，小便清长，大便溏薄。

心理特征：性格多沉静、内向。

发病倾向：发病多为寒证，或易从寒化，易病痰饮。

对外界环境适应能力：平素不耐寒邪，耐夏不耐冬，易感湿邪。

日常生活表现：夏喜毛衣、棉衣。皮肤偏白，肌肉不发达，怕冷，尤其是上腹部、颈背部或腰膝部怕冷，食冷饮易大便溏薄、小便清长。

2. 基础用方

金匮肾气丸、金凤丸（福建同溢堂药业）。

3. 调体原则

温阳补气。

三、C型——阴虚体质

C型体质女人是阴虚体质、缺水派，调体养生的目标是滋润津生。

1. 体质特征

（1）形体特征：体形瘦长。

（2）常见表现

主项：手足心热，平素易口燥咽干，鼻微干，口渴喜冷饮，大便干燥。舌红少津少苔。

副项：面色潮红、有烘热感，目干涩，视物昏花，唇红微干，皮肤偏干、易生皱纹，眩晕耳鸣。睡眠差，小便短涩。脉象细弦或数。

心理特征：性情急躁，外向好动、活泼。

疾病倾向：平素易患阴亏燥热的病变，或病后易表现为阴亏症状。

对外界环境适应能力：平素不耐受热邪，耐冬不耐夏，不耐受燥邪。

日常生活表现：阴虚体质的人形体大多瘦长，经常眼睛干涩，口干咽燥，总想喝水，大便干结，我们形象地称之为"缺水派"。这种人经常感到手脚心发热，脸上有一种红热的感觉，面颊潮红或者偏红，耐受不了夏天的暑热，冬季甚喜食冷饮，夜间睡眠时手、足心发热，有人认为此为正常现象，乃是年轻、火力旺之表现，且不知这样的人可能是阴虚体质。

2. 基础用方

六味地黄丸。

3. 调体原则

滋阴降火。

四、D型——气虚体质

D型女人是气虚体质、气短派，调体养生的目标是气足神旺。

1.体质特征

（1）形体特征：肌肉不健壮。

（2）常见表现

主项：平素语言低怯，气短懒言，肢体容易疲乏，精神不振，易出汗。舌淡红，舌体胖大、边有齿痕，脉象虚缓。

副项：面色偏黄或白，目光少神，口淡，唇色少华，毛发不华，头晕，健忘，大便正常，或有便秘但不结硬，或大便不成形，便后仍觉未尽，小便正常或偏多。

心理特征：性格内向，情绪不稳定，胆小，不喜欢冒险。

发病倾向：平素体质虚弱，卫表不固易患感冒；或病后抗病能力弱，易迁延不愈；易患内脏下垂、虚劳等病。

对外界环境适应能力：不耐受寒邪、风邪、暑邪等。

日常生活表现：气虚体质的人，肌肉松软，和别人进行相同体力类活动，气虚体质的人就气喘吁吁，常形象地称其为"气短派"。此类人常常音弱，自觉上气不接下气，容易出现虚汗。只要体力劳动的强度稍大就容易累。性格偏于内向，胆小，不喜欢冒险。由于身体防御能力下降，所以很容易感冒，得病后也缠绵难愈。

2.基础用方

补中益气丸。

3.调体原则

补中益气。

五、E型——痰湿体质

E型女人是痰湿体质、痰派，调体养生的目标是脂消身轻。

1.体质特征

（1）形体特征：体形肥胖，腹部肥满松软。

（2）常见表现

主项：面部皮肤油脂较多，多汗且黏，胸闷，痰多。

副项：面色暗黄而暗，眼睑浮肿，容易困倦，口黏腻或甜，身重不爽，喜食肥甘甜黏，大便正常、不干，小便不多或微混。平素舌体胖大，舌苔白腻，脉滑。

心理特征：性格偏温和，稳重恭谦，多善于忍耐。

发病倾向：易患消渴、中风、胸痹等病症。

对外界环境适应能力：对梅雨季节及潮湿环境适应能力差。

日常生活表现：形体肥胖，腹部肥满而松软，容易出汗，且多黏腻。经常感到四肢酸困沉重、不轻松，经常感觉到脸上"涂油感"，嘴中时常黏腻或甜腻感，自觉喉中常常夹痰，舌苔较厚，常称之为"痰派"。此种人性格较温和，做事不紧不慢。

2.基础用方

尤氏化痰祛湿方（自拟）。

3.调体原则

化痰祛湿。

六、F型——湿热体质

F型女人是湿热体质、长痘派，调体养生的目标是清利身爽。

1.体质特征

（1）形体特征：形体偏胖或苍瘦。

（2）常见表现

主项：平素面垢油光，易口苦口干，身重困倦，易生痤疮粉刺，舌质偏红，苔黄腻。

副项：体偏胖或苍瘦，心烦懈怠，眼睛红赤，大便短赤，带下增多，脉象多见滑数。

心理特征：性格多急躁易怒。

发病倾向：易患疮疖、黄疸等病症。

对外界环境适应能力：对湿环境或气温偏高的，尤其是夏末秋初，对湿热交蒸的气候较难适应。

日常生活表现：与"痰派"部分相似的湿热体质，在外观上应最好辨认，全身较重的油性皮肤及痤疮为湿热体质明显标志。湿热体质的人，面部和鼻尖总是油光发亮，脸上容易生粉刺，皮肤容易瘙痒。经常感到口苦、口臭或嘴里面有异味，大便黏滞不爽，小便发热发黄。经常会有带下色黄，男性阴囊总是潮湿多汗。湿热体质的人性格比较急躁。

有人认为长痘提示还年轻，因其有"青春痘"之称，然而其实是体内湿热过重，内有郁闭而不通，只好化为"油痘"外出。千万不要以为用香皂洗脸，脸上不搽任何东西就能让这些"油痘"消下去，因为其根在体内，这种体质的人往往偏爱吃辣，越吃越重，痤疮越明显。

2. 基础用方

尤氏祛痘汤（自拟方）。

3. 调体原则

清利湿热。

七、G 型——血瘀体质

G 型体质女人是血瘀体质、长斑派，调体养生的目标是让血脉通畅。

1. 体质特征

（1）形体特征：瘦人居多。

（2）常见表现

主项：平素面色晦暗，皮肤偏暗或色素沉着，容易出现瘀斑，易患疼痛，口唇暗淡或紫。舌质暗，有点、片状瘀斑，舌下静脉曲张，脉象细涩或结代。

副项：眼眶暗黑，鼻部暗滞，发易脱落，肌肤干，或有出血倾向、吐血，女性多见痛经、闭经，或经血中多凝血块，或经色紫黑有块、崩漏。

心理特征：性情急躁，心情易烦，健忘。

发病倾向：易患出血、癥瘕、中风、胸痹等病症。

对外界环境适应能力：不耐受寒邪、风邪。

日常生活表现：与长雀斑、蝴蝶斑、老年斑有密切关系的血瘀体质，我们称之为"长斑派"。经常为痛经而烦恼的女性就更需注意这种体质，所谓不通则痛，而瘀则不通。如果把血液比作身体里的河，痛经就是因为河道里有淤塞的地方，所以止痛片不管用，热红糖水不管用。如果身体经常出现莫名的瘀青，就更要留意自己的血瘀体质，它可能跟很多种疾病有关。

2. 基础用方

血府逐瘀汤。

3. 调体原则

活血化瘀。

八、H 型——气郁体质

H 型体质女人是气郁体质、郁闷派，调体养生的目标是胸怀阳光。

1. 体质特征：

（1）*形体特征*：形体瘦的人较多。

（2）*常见表现*

主项：性格内向不稳定，忧郁脆弱，敏感多疑，对精神刺激适应能力比较差，平时面貌忧郁，神情时常烦闷不乐。

副项：胸胁部胀满或走窜疼痛，多善太息，或嗳气呃逆，或咽间有异物感，或乳房胀痛，睡眠较差，食欲减退，容易受到惊吓，健忘，痰多，大便多干，小便正常。舌淡红、苔薄白，脉象弦细。

心理特征：性格内向不稳定，忧郁脆弱，敏感多疑。

发病倾向：抑郁症、脏躁、百合病、不寐、梅核气、惊恐等病症。

对外界环境适应能力：对精神刺激适应能力较差，不喜欢阴雨天气。

日常生活表现：这群人的表现称之为"郁闷派"：常感闷闷不乐，情绪低沉，容易紧张，焦虑不安，多愁善感，感情脆弱，容易感到害怕或受到惊吓，常感到乳房及两胁部胀痛，常有胸闷的感觉，经常无缘无故地叹气，咽喉部经常有堵塞感或异物感，容易失眠。

2. 基础用方

逍遥散。

3. 调体原则

理气解郁。

九、I型——特禀体质

I型体质女人是特禀体质、过敏派，调体养生的目标是笑迎春光。

1. 体质特征

（1）形体特征：无特殊，或有畸形，或有先天生理缺陷。

（2）常见表现：遗传性疾病有垂直遗传、先天性、家族性特征；胎传性疾病为母体影响胎儿个体生长发育及相关疾病特征。

心理特征：因禀质特异情况而不同。

发病倾向：过敏体质者易药物过敏，易患花粉症；遗传疾病，如血友病、先天愚型及中医所称"五迟""五软""解颅"等；胎传疾病，如胎寒、胎热、胎惊、胎肥、胎痫、胎弱等。

对外界环境适应能力：适应能力差，如过敏体质者对气候、异物不能适应，易复发。

日常生活表现：主要包括三种：第一种是遗传病体质，指由先天性和遗传因素造成的一种体质缺陷，这类人很难治愈；第二种是胎传体质，就是母亲在妊娠期间，受到不良影响，传到胎儿所造成的一种体质；第三种过敏性体质，如各种过敏性鼻炎、过敏性哮喘、过敏性紫癜、湿疹、荨麻疹，这一种属于可以调治的范围，我们称为"过敏派"。这种体质的人不感冒也会经常鼻塞、打喷嚏、流涕，易患哮喘，易对药物、食物、气味、花粉过敏，皮肤易出现荨麻疹。

2. 基础用方

玉屏风散、麻杏石甘汤。

3. 调体原则

益气固表。

（黄金珠　周航　魏世胤　整理）

第二节　调体养生，防病未然

上篇所述，正因人与人之间存在体质差异，每个人对外界条件变化的感受程度不一样，因此保养方法也应不同。甚至同一个人，在不同季节、不同地点保养方法都应该有所区别。

故尤师强调：最好的养生之道并非滥服所谓珍贵补品，而是清楚地知道自己为何种体质，找到最适合自己的调养之道，且要因时、因地，倘若所有人都使用同一个养生之法，是为谬矣（图4-2）。"一款绿豆治百病，一根茄子调养万人"等伪养生之论是不可取的。

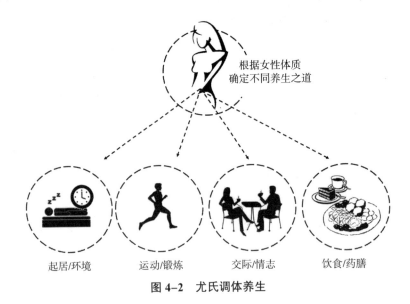

根据女性体质
确定不同养生之道

起居/环境　　运动/锻炼　　交际/情志　　饮食/药膳

图4-2　尤氏调体养生

女人体质分九种：一种平和，八种偏颇。明其自身体质类型，究明其理，才可因其养生。以下介绍尤师对九种体质的调体养生方法：

一、A 型体质调体养生

1. 总原则

平和体质，重在维护。

2. 生活起居

生活规律，不要过度劳累。饭后宜缓行百步，不宜食后即睡。作息规律，劳逸结合，保持充足的睡眠时间。

3. 形体运动

根据年龄和性别，参加适度的运动，如年轻人可适当跑步、打球，老年人可适当散步、打太极拳等。

4. 饮食调养

避免摄入过冷、过热或不干净的食物，粗细粮食要搭配合理，多吃五谷杂粮、蔬菜瓜果，少食过于油腻及辛辣之物，注意戒烟限酒。

5. 精神调摄

中医认为，心态平和是人向平和体质靠拢的制胜法宝。《黄帝内经》中有这样一句话："外不劳形于事，内无思想之患，以恬愉为务，以自得为功，形体不敝，精神不散，亦可以百数。"

二、B 型体质调体养生

1. 总原则

食宜温阳，起居要保暖，运动避风寒。

2. 生活起居

阳虚体质的人，耐春夏不耐秋冬，秋冬季节要适当暖衣温食以养护阳气，尤其是要注意腰部、下肢、脚以及小腹、丹田部位的保暖。夏季暑热多汗，也可导致阳气外泄，要尽量避免强力劳作，大汗伤阳，更不可恣意贪凉饮冷。不可在阴冷潮湿的环境下长期工作和生活，避免长时间待在空调房，居住环境应空气流通。应在阳光充足的情况下适当进行户外活动。

3. 饮食调养

平时可多食牛肉、羊肉、韭菜、生姜等温阳之品，少食梨、西瓜、荸荠等生冷寒凉食物，少饮绿茶。

（1）推荐食物：生姜、韭菜。

（2）药膳指导

尤氏金凤煲：金凤丸20粒，乌鸡肉100g，生姜10g。加辅料，炖至乌鸡肉熟烂即成。

适用于宫寒小腹冷、痛经、宫寒不孕、月经量少等。

当归生姜羊肉汤：当归20g，生姜30g，羊肉500g（剔筋）。加辅料，炖至羊肉熟烂即成。

本品为汉代张仲景名方，温中补血，祛寒止痛，特别适合冬日食用。

韭菜炒核桃仁：核桃仁50g（炸至焦黄），韭菜200g。麻油倒入炒锅，加入韭菜、食盐，翻炒至熟。

本品有补肾助阳、温暖腰膝的作用。适用于肾阳不足，腰膝冷痛。

4. 形体运动

可做一些舒缓柔和的运动，如慢跑、散步、太极拳、广播操。夏天不宜做过分剧烈的运动，冬天避免在大风、大寒、大雾、大雪及空气污染的环境中锻炼。

5. 精神调摄

阳虚者多性格沉静、内向，常常情绪不佳，易于悲哀。应自觉调整情绪，和喜怒，去忧悲，防惊恐。要善于自我排遣或向人倾诉，心胸要舒展、宽广，以愉悦解悲哀，创造一种海阔天空的良好感觉。

6. 其他方法

（1）日晒：阳虚的人最需要的就是阳光！到底如何晒太阳？不要戴帽子，因为头顶上有百会穴；一边晒太阳，一边叩击肾区。

（2）泡脚：可以促进气血运行、驱除寒气。方法：水温40℃，淹没脚踝，泡脚15分钟。用双手按摩双脚，加入艾叶、杜仲等效果更好。

（3）用桃木棍敲打督脉。桃木吸纳春生之阳气，弹性适宜，用其敲打

督脉可以振奋阳气。时间以 10~15 分钟为宜，强度以可耐受为宜，每天
1~2 次。

三、C 型体质调体养生

1. 总原则

食宜滋阴，忌熬夜，运动勿大汗。

2. 生活起居

忌熬夜。起居应有规律，居住环境宜安静。紧张工作、熬夜、剧烈运
动、高温酷暑的工作环境等能加重阴虚的倾向，应尽量避免。特别是冬季，
更要保护阴精，不做剧烈的户外活动。节制房事，惜阴保精。

3. 形体运动

阴虚体质者只适合做中小强度、间断性有氧运动，可选择太极拳、太
极剑、八段锦、气功等动静结合的健身项目，也可练习"六字诀"中的
"嘘"字功，以涵养肝气。锻炼时要控制出汗量，及时补充水分。阴虚体质
者多消瘦，易上火，皮肤干燥。皮肤干燥甚者，可选择游泳但不宜蒸桑拿，
否则易耗阴液。静气功的锻炼可以调节内分泌，促进脾胃运化，改善阴虚
体质。阴虚体质者应避免剧烈运动，尤其夏季，避免持续高温作业，以免
损伤阴液。

4. 饮食调养

多食瘦猪肉、鸭肉、绿豆、冬瓜等甘凉滋润之品，少食羊肉、韭菜、
辣椒、葵花子等性温燥烈之品。

（1）推荐食物：鲜铁皮石斛、银耳、百合。

（2）药膳指导

尤氏金凤丸养生煲：金凤丸 20 粒，鲜铁皮石斛 2 根，乌鸡肉 100g。加
水适量，炖至乌鸡肉熟透即可。

此为临床常用药膳煲，适于阴虚体质者服用。

雪梨膏：白梨 500g（去皮、心），百合 250g，白糖 250g。拌匀，隔水
炖至膏状。

莲子百合煲瘦肉：用莲子（去心）20g，百合20g，瘦猪肉100g。加水适量，同煲，肉熟烂后用盐调味食用，每日1次。

本药膳有清心润肺、益气安神之功效。适于阴虚体质见干咳、失眠、心烦、心悸等症者食用。

蜂蜜蒸百合：百合120g，蜂蜜30g。拌和均匀，蒸至熟软。时含数片，咽津，嚼食。

本药膳功能补肺、润燥、清热，适用于肺热烦闷，或燥热咳嗽、咽喉干痛等症。

5. 精神调摄

阴虚体质的人性格急躁，外向活泼，常易心烦动怒。五志过极，易于化火，情志过极，暗耗阴血，易于加重阴虚体质。故应安神定志以舒缓情绪，学会正确对待喜怒苦乐，养成冷静、沉着的习惯；少参加竞争胜负的活动，不要过于张扬。

6. 其他方法

大吞津炼精。具体做法：每日晨起，微闭口唇，舌抵上颚，当嘴里的唾液增加到一定量时，随意念将其缓慢吞下，反复3～4次。长期坚持，必有益处。

四、D型体质调体养生

1. 总原则

食宜益气健脾，起居勿过劳，运动宜柔缓。

2. 生活起居

起居宜有规律，夏季午间应适当休息，保持充足睡眠。平时注意保暖，避免劳动或剧烈运动时出汗受风。不要过于劳作，以免损伤正气。

3. 形体运动

避免剧烈运动，可做一些柔缓的运动，如散步、太极、做操等，并持之以恒。不宜做大负荷和出大汗的运动，忌用猛力或做长久憋气的动作。掌握节奏，既不能竭尽所能，也不能养尊处优，要"形劳而不倦"。

4. 饮食调养

多食用具有益气健脾作用的食物，如黄豆、白扁豆、鸡肉、香菇、大枣、桂圆、蜂蜜等。少食用具有耗气作用的食物，如空心菜、生萝卜等。

（1）推荐食物：山药、大枣。

（2）药膳指导

尤氏补气养生煲：莲子15g，山药15g，黄芪20g，乌鸡肉100g，生姜5g，煲至乌鸡肉熟透食用。

黄芪童子鸡：童子鸡1只，生黄芪9g。童子鸡取洗净用纱布袋包好，用一根细线一端扎紧纱布袋口，置于锅内，另一端则绑在锅柄上。在锅中加姜、葱及适量水煮汤，待童子鸡煮熟后，拿出黄芪包。加入盐、黄酒调味，即可食用。

可益气补虚。

山药粥：山药30g，粳米180g。一起入锅，加清水适量，煮粥。

此粥可在每日晚饭时食用，具有补中益气、益肺固精、强身健体的作用。

5. 精神调摄

气虚体质的人多性格内向，情绪不稳定、胆小，不喜欢冒险。应培养豁达乐观的心态，多参加有益的社会活动，多与别人交流、沟通。不可过度劳神，避免过度紧张，保持稳定平和的心态。脾为气血生化之源，思则气结，过思伤脾；肺主一身之气，悲则气消，悲忧伤肺，所以气虚者不宜过思过悲。

6. 其他方法

按摩或艾灸足三里，有补中益气之用。足三里：外膝眼下3寸（除大拇指外的其余4指并拢，以中指的中间关节为准，4指的宽度就是3寸），胫骨前缘外侧一横指（中指）处。

五、E型体质调体养生

1. 总原则

食宜清淡，起居忌潮湿，运动宜渐进。

2. 生活起居

痰湿体质的人多表现为周身重浊乏力，因此平日应多注意进行户外活动，以舒展阳气，通达气机，不要过于安逸。衣着应透湿散气，经常晒太阳或者进行日光浴。在湿冷的气候下，应尽量减少户外活动，避免受寒淋雨。保持居室干燥。

3. 形体运动

因形体肥胖，易于困倦，故运动应根据自己的具体情况，循序渐进，宜坚持长期锻炼，如散步、慢跑、打乒乓球、羽毛球、网球、游泳、练武术以及适合自己的舞蹈。适合中小强度、长时间的有氧运动。运动时间应当在下午14：00—16：00阳气极盛之时，运动环境温暖宜人。对于体重超重，陆地运动能力极差的人，应当进行游泳锻炼。

4. 饮食调养

饮食应以清淡为主，少食肥肉及甜、黏、油腻的食物。可多食海带、冬瓜等。

（1）推荐食物：荷叶、白萝卜。

（2）药膳指导

尤氏三豆粥：赤小豆15g，薏苡仁15g，绿豆15g，粳米50g。四者洗净后煲粥调味后食用。

本品可健脾、益气、利湿。

赤豆鲤鱼汤：活鲤鱼1尾，赤小豆50g，陈皮10g，辣椒6g，草果6g。加辅料、适量水，鲤鱼熬熟即成。

本品健脾、除湿、化痰，用于痰湿体质，症见疲乏、食欲缺乏、腹胀腹泻、胸闷眩晕者。

5. 精神调摄

痰湿体质者多性格温和，稳重恭谦，多善于忍耐。要适当增加社会活动，培养广泛的兴趣爱好，增加知识，开阔眼界。合理安排休假、度假，以舒畅情志，调畅气机，改善体质，增进健康。

6. 其他方法

腹部按摩法：在腹部涂少量按摩膏或其他介质，以肚脐为中心，由内向外顺时针方向全掌摩腹 3 分钟。主要将腹部的脂肪层推动起来，肉动大于皮动，直至局部有温热感。

六、F 型体质调体养生

1. 总原则

食忌辛温滋腻，起居避暑湿，运动强度宜大。

2. 生活起居

避免居住在低洼潮湿的地方，居住环境宜干燥、通风。不要熬夜，不要过于劳累。盛夏暑湿较重的季节，减少户外活动的时间。保持充足而有规律的睡眠。保持二便通畅，防止湿热聚集，如饮食调养不能解决便秘等问题，应及时就诊。注意个人卫生，预防皮肤病变，如湿疹、疖疮等。

3. 形体运动

湿热体质适合做大强度、大运动量的锻炼，如中长跑、游泳、爬山、各种球类、武术等，可以消耗体内多余的热量，排泄多余的水分，达到清热除湿的目的。可进行力量练习，如杠铃和中长跑结合进行锻炼。夏天由于气温高、湿度大，最好选择在清晨或傍晚较凉爽的时段锻炼。

4. 饮食调养

饮食以清淡为主，可多食赤小豆、绿豆、芹菜、黄瓜、藕等甘寒、甘平的食物，少食羊肉、韭菜、生姜、辣椒、胡椒、花椒等甘温滋腻及火锅、烹炸、烧烤等辛温助热的食物。

（1）推荐食物：苦丁茶、薏苡仁。

（2）药膳指导

尤氏灭痘茶：莲心 4 根，淡竹叶、桑叶（适量）。开水泡服。

清心除火祛痘。

泥鳅炖豆腐：泥鳅 500g，豆腐 250g。加辅料、清水炖熟，可清利湿热。

绿豆藕：粗壮肥藕 1 节，绿豆 50g（去皮）。加辅料、清水炖至熟透。

可清热解毒、明目止渴。

5. 精神调摄

湿热体质的人性格急躁，外向活泼，常易心烦动怒。五志过急，易于化火，情志过极，暗耗阴血，易于加重湿热体质。故应安闲淡定以舒缓情绪，学会正确对待喜怒苦乐。

6. 其他方法

（1）刮痧：与湿热体质密切相关的经脉是背部的膀胱经。沿背部两侧膀胱经由下至上刮痧，可清泻湿热。膀胱经：从眼内角的睛明穴一直走到足小趾的至阴穴，是人体中穴位最多的一条经络，是清利湿热的通调大脉。

（2）气功中的"呼""嘻"字诀，也有健脾清热利湿的功效。

七、G 型体质调体养生

1. 总原则

食宜行气活血，起居勿安逸，运动促血行。

2. 生活起居

作息时间宜有规律，保持足够的睡眠，可早睡早起多锻炼，注意动静结合，不可贪图安逸，加重气血瘀滞。血瘀体质的人有血行不畅的潜在倾向。血得温则行，得寒则凝。血瘀体质者应尽量避免寒冷刺激。

3. 形体运动

血瘀体质者，应坚持经常性锻炼，采用有益于气血运行的运动项目，如易筋经、保健功、导引、按摩、太极拳、太极剑、五禽戏及各种舞蹈、步行健身法、徒手健身操等。血瘀体质的人心血管功能较弱，不宜做大强度、大负荷的体育锻炼，应采用小负荷、多次数的锻炼，如出现胸闷、恶心、眩晕等，应及时停止运动，不能缓解者及时就诊。

4. 饮食调养

多食山楂、醋、番木瓜、黄酒、葡萄酒等，具有活血、散结、行气、疏肝解郁作用的食物，少食肥肉等滋腻之品。

（1）推荐食物：葡萄酒、生山楂。

（2）药膳指导

尤氏三花茶：月季花 3g，玫瑰花 3g，白菊花 3g。用沸水冲洗干净后，泡茶饮用。

可消斑散瘀。

黑豆川芎粥：川芎 10g（纱布包裹），黑豆 25g，粳米 50g。上三味一起水煎煮熟，加适量红糖，分次温服。

可活血祛瘀、行气止痛。

5. 精神调摄

血瘀体质的人心情要舒畅。血瘀体质的人常心烦、急躁、健忘，或忧郁、苦闷、多疑。在情志调摄上，应培养乐观情绪，精神愉悦则气血调畅，营卫流通。

八、H 型体质调体养生

1. 总原则

食宜疏肝理气，起居宜动不宜静，宜参加群体运动。

2. 生活起居

气郁体质的人不要总待在家里，应尽量增加户外活动，如跑步、登山、游泳、武术等。居住环境应安静，防止嘈杂的环境影响心情。保持有规律的睡眠，睡前避免饮用茶、咖啡等提神饮料。

3. 形体运动

气郁体质锻炼的目的是调理气机，舒畅情志。增加户外活动，坚持较大量的运动锻炼，大强度、大负荷的练习是一种很好的发泄式锻炼，如跑步、登山、游泳、打球、武术等，有鼓动气血、舒发肝气、促进食欲、改善睡眠的作用。

4. 饮食调养

多食黄花菜、海带、山楂、玫瑰花等。它们具有行气、解郁、消食、醒神作用。常用中成药有逍遥散、柴胡疏肝散、越鞠丸等。

（1）推荐食物：金橘、黄花菜、玫瑰花。

（2）药膳指导

尤氏开心三花茶：玫瑰花、月季花、杭菊花。适量泡茶饮用。

橘皮粥：橘皮 50g，粳米 100g。煮至粥成。

本品理气运脾，用于脘腹胀满，不思饮食。

菊花鸡肝汤：银耳 15g，菊花 10g，茉莉花 24 朵，鸡肝 100g。加入辅料、适量清水，煮汤。

佐餐食用可疏肝清热，健脾宁心。

5. 精神调摄

气郁体质的人性格内向不稳定，忧郁脆弱，敏感多疑。在情志调摄上，应培养乐观情绪，精神愉悦则气血调畅，营卫流通。

6. 其他方法

开四关：针灸中有一个方法叫作"开四关"，四关就是指手上的两个合谷穴和脚上的两个太冲穴。经常揉按或者针刺这四个穴位，具有疏肝理气的效果。合谷穴定位：以一手的拇指指间关节横纹，放在另一手拇、食指之间的指蹼缘上，拇指尖下即是。太冲穴定位：位于足第1、2跖骨结合部之前凹陷处。

九、I型体质调体养生

1. 总原则

食宜益气固表，起居避免过敏原，加强体育锻炼。

2. 生活起居

居室宜通风良好。保持室内清洁，被褥、床单要经常洗晒，可防止对尘螨过敏。室内装修后不宜立即搬进居住。春季不宜频繁外出，忌养宠物，以免对动物皮毛过敏。起居应有规律，保持充足的睡眠时间。

3. 形体运动

积极参加各种体育锻炼，增强体质。天气寒冷时，锻炼要注意防寒保暖，防止感冒。

4. 饮食调养

饮食宜清淡、均衡，粗细搭配适当，荤素配伍合理。多食益气固表的食物，少食荞麦（含致敏物质荞麦荧光素）、蚕豆、白扁豆、牛肉、鹅肉、鲤鱼、虾、蟹、茄子、酒、辣椒、浓茶、咖啡等腥膻发物、辛辣之品及含致敏物质的食物。

（1）推荐药物：无柄灵芝、何首乌。

（2）药膳指导

尤氏固表养生煲：黄芪 20g，莲子 15g，山药 15g，黑豆 15g，乌鸡肉100g，生姜 3 片。煲汤，趁热食用。

可益气养血、扶正固表。

葱白大枣鸡肉粥：粳米 100g，大枣 10 枚（去核），连骨鸡肉 100g。加辅料熬粥。

可用于过敏性鼻炎，症见鼻塞、喷嚏、流清涕者。

（黄金珠　周航　魏世胤　整理）

第三节　内修外炼，媚美如花

美丽的外表需由健康的身体为基石，并悉心养护以维持。女性期望衣食无忧，又有健康为伴，才能活出精彩，让生活有滋有味，内修外炼，才能散发迷人魅力，使女性媚美如花。《素问·上古天真论》云："上古之人，其知道者，法于阴阳，和于术数，食饮有节，起居有常，不妄作劳，故能形与神俱，而尽终其天年，度百岁乃去。今时之人不然也，以酒为浆，以妄为常，醉以入房，以欲竭其精，以耗散其真，不知持满，不时御神，务快其心，逆于生乐，起居无节，故半百而衰也。"养生之道在于适应自然界阴阳的变化规律，掌握各种养生方法，保持形神和谐协调，尤师在古人的基础上，认为女性养生还可具体从睡眠、营养、运动、"性"福及舒缓压力五方面着手。

一、起卧适宜以养颜

《素问·四气调神大论》："春三月，此谓发陈，天地俱生，万物以荣，夜卧早起……此春气之应，养生之道也。……夏三月，此谓蕃秀，天地气交，万物华实，夜卧早起……此夏气之应，养长之道也。……秋三月，此谓容平，天气以急，地气以明，早卧早起，与鸡俱兴……此秋气之应，养收之道也。……冬三月，此谓闭藏，水冰地坼，无扰乎阳，早卧晚起，必待日光……此冬气之应，养藏之道也。"养生须顺从四时阴阳变化，保证充足睡眠，才可使肌肤气血流通、光泽细嫩、莹洁红润、平滑并有韧性。深睡眠越充分，越能保持美丽容颜。人体在睡眠状态中，皮肤血管更开放，可补充皮肤营养和氧气，带走各种排泄物；生长激素分泌增加，促进皮肤新生和修复，保持皮肤细嫩和弹性；人体抗氧化酶活性更高，能更有效地清除体内自由基，保持皮肤年轻态。如果长期睡眠不足或质量不高，易致精神萎靡，有损健康，发生疾病，衰老提前，面部则表现为皮肤失去光泽，干燥枯萎，皮肤松弛老化。优质的睡眠是有质量（深沉香甜）的 8 小时（成人）的睡眠，醒后全身轻松，疲劳消失，头脑清晰，精神饱满，精力充沛，胜任工作和学习。尤师从以下六方面建议良好睡眠前准备：

（1）晚餐清淡，低盐少酒，以免早起眼睑水肿。

（2）睡前彻底洁面，做保湿、营养护理。用水浸泡湿的茶袋压在眼皮上 10 分钟后涂上眼霜。用棉球蘸柔肤水，拍打，并抹上乳液。

（3）在指甲根部抹维生素 E 油，轻轻按摩，再用护手霜按摩双手。

（4）睡前用热水泡脚，既能促眠又能美容。泡脚后在脚上涂抹乳液，用双手在脚趾、脚底、脚面反复推拿，直到发热为止。

（5）洗澡后用润肤露或润肤油按摩全身。

（6）易失眠者，睡前可饮牛奶，并按摩安眠、神门二穴以通心脉、调神志、养心安神。

二、平调膳食以健体

《黄帝内经》中不仅强调"起居有常"，在饮食方面还强调"食饮有节"。2500 多年前孔子就提出："食不厌精，脍不厌细。食饐而餲、鱼馁而肉败不食，色恶不食，臭恶不食，失饪不食，不时不食。"《素问·脏气法时论》说："五谷为养，五果为助，五畜为益，五菜为充，气味合而服之，以补精益气。"食物营养是身体健康的最重要因素，是物质的源泉。尤师认为可根据各类食物的色彩、与情绪的关系进行合理搭配，以满足人体需求，吃对食物，还可改善情绪，让人精神焕发，保持健康。

1. 五彩膳食，健康生活

蔬菜水果中含有的植物化学物质，不仅使食物色彩丰富，还具有抗氧化、增强免疫力、预防心脑血管疾病、抗癌，甚至延缓衰老等功效。红色食物富含的番茄红素具有一定的抗衰老作用，可降低患食管癌、胃癌、结肠直肠癌和前列腺癌的发病率，还可提供丰富的胡萝卜素、维生素 C 和铁，有助增强心脑血管活力，提高免疫功能。如红枣味甘、性温，归脾、胃经，有补中益气、养血安神、缓和药性的功能。橙黄色食物能预防夜盲症和眼干燥症，保护胃肠道，增强抗病能力，降低血胆固醇，预防骨质疏松，保护心血管等。如胡萝卜味甘、性凉，有养血排毒、健脾和胃之功，素有"小人参"之称。绿色食物可保护肝脏、心脏，抗疲劳，增强抵抗力。如苦瓜味苦，生则性寒，熟则性温。生食清暑泻火、解热除烦；熟食养血滋肝、润脾补肾，能除邪热、解劳乏、清心明目、益气壮阳。紫黑色食物抗氧化，降低血液黏稠度，抗肿瘤，保护视力。如桑葚性味甘寒，具有补肝益肾、生津润燥、乌发明目等功效。白色食物具有广谱抑菌杀菌作用，可增强免疫力，降血脂，降低脑血栓、冠心病的发生率。如百合性甘、微苦、微寒，归心、肺经，具有养阴润肺、清心安神的功效。

2. 巧用食物，掌控情绪

情绪影响着人体的健康，正如《黄帝内经》所云："喜伤心，忧伤肺，怒伤肝，恐伤肾，思伤脾。"尤师认为，巧妙选取食物，有助产生好情绪，消除坏情绪。食物中的一些营养素，如蛋白质、糖类、维生素及矿物质，作为神经递质的前体，可改变血液中某些神经递质的浓度水平，进而影响人们的情绪。全谷类食物含有丰富的糖类和 B 族维生素，可维护神经系统稳定，增加能量代谢，有助对抗压力，是抗抑郁的好食物。蔬菜、水果中含有的维生素、植物化学物质能改善大脑化学特性，保持大脑良好的工作状态，缓解消极情绪，改善焦虑和抑郁等。海鱼可减轻焦虑，巧克力可抗轻微抑郁症。油炸食物使大脑反应变慢，注意力无法集中；高脂肪食物使情绪不稳定；高糖食物致恼怒、冲动任性等坏情绪。

茶叶性凉，味甘苦，有清热除烦、消食化积、清利减肥、通利小便的作用。其醒脑提神、清利头目、消暑解渴的功效尤为显著。茶中的茶多酚可防辐射，解毒抗疲乏。此外，补充足量的天然 B 族维生素，有助体力的迅速恢复，也能帮助平复精神、情绪。

三、运动塑形以修身

中医养生的"恒动观"千百年来一直有效地指导养生保健。通过多种多样的运动锻炼，有效促进身体内部的新陈代谢，"吐故纳新"，进而使身体的各种器官充满活力，有效延迟各器官的衰老进程。"和于术数"，适当掌握几种养生锻炼的方式，调意识以养神，以意领气；调呼吸以练气，以气行推动血运，周流全身；以气导形，通过形体、筋骨关节的运动，使周身经脉畅通，营养整个机体。如是，则形神兼备，百脉流畅，内外相和，脏腑谐调，机体达到"阴平阳秘"的状态，从而增进机体健康，以保持旺盛的生命力。

尤师认为，根据体形特征选择不同的运动方式，才能既健康又美丽。瘦弱、体力不佳者应锻炼好基本体力，逐渐强化肌肉力量和身体柔软度，进行有氧运动，多摄取含丰富蛋白质、维生素的食物，以增强脏腑功能，加强肌肉力量。看起来瘦弱，却有很多脂肪者，适合步行、爬楼梯、跳绳、游泳等燃烧脂肪的运动，避免暴饮暴食，少吃甜食及高脂肪食物。只要肌肉和关节没问题，体重在标准体重范围内，仅上臂、臀腹部及大腿脂肪超标者可参加任何运动，注意运动前热身及循序渐进，营养均衡、适度摄食。体重超标、全身脂肪多者应多做有氧运动和静态的伸展运动，以消耗脂肪和强化肌肉骨骼，不可过度节食，应保证营养均衡。此外，每天5分钟丰胸、坦腹、翘臀运动能带来姣好的身形（图4-3）。

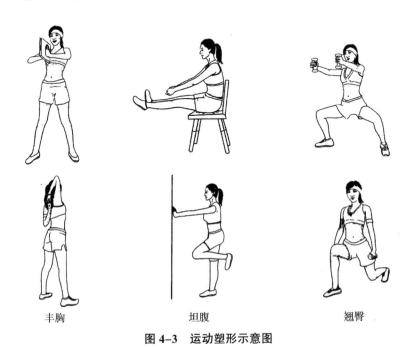

丰胸　　　　　　　坦腹　　　　　　　翘臀

图 4-3　运动塑形示意图

1. 丰胸

动作一：双手夹住一本书，用力向中间推，感觉双侧乳房收缩。执行要点：缓慢有力，掌握韧劲。

动作二：双手在身后拉住，尝试上下移动。执行要点：胸部前推，腹部要回收。

2. 坦腹

动作一：坐在办公椅上，双腿平直上提，尽量抬到最高处，停留时间尽量长一点。执行要点：上身挺直，收紧腹肌。

动作二：站位，一手扶墙，左腿站直，右腿上抬90°；右腿站直，左腿上抬90°。执行要点：身体直立，收紧腹肌。

3. 翘臀

动作一：跨步蹲，两腿持哑铃垂直于身体两侧。执行要点：保持身体端正。

动作二：做下蹲的动作，双手举哑铃坚持数秒。执行要点：上身尽量下蹲，双臂尽力保持水平。

四、性行调顺以福瑞

《素问·疏五过论》曰："切脉问名，当合男女。离绝菀结，忧恐喜怒，五脏空虚，血气离守。"性生活是一种正常的生理活动，也是夫妻双方表达真挚爱意的方式，和谐的夫妻生活使全身气血通畅，脏腑安和，有益于身心健康。

尤师认为，在性生活中男女双方全身心投入，互相交流、体贴、赞美、取悦，加深亲密感，让配偶知道对对方所做之事感到满意，从而使对方感受到爱，获得自信。只有在双方都有渴望，都能主动、配合的情况下，认真交流，创造更多的性感高潮，为双方带来更多的乐趣和满足，使爱情"保鲜"，使夫妻双方感情和谐、心理平衡，有利于大脑皮质功能的协调，增强物质代谢基础和免疫功能，促使精神更充实、心情更愉快、身体更健康。尤师还指出，不可使用"性惩罚"，宜在理解、情爱的气氛中对话协商解决夫妻矛盾、纠纷。双方了解必要的性知识，会使夫妻关系更和谐。卵巢中雌激素分泌旺盛可改善皮肤的营养状况，促使女性肤若凝脂、眉黛含春，愈加光彩照人。

五、怡情益智以宁心

《素问·阴阳应象大论》载："怒伤肝""喜伤心""思伤脾""忧伤肺""恐伤肾"；《素问·举痛论》云"百病生于气也"；《灵枢·本神》云"肝气虚则恐""心气虚则悲""脾气虚则四肢不用，五脏不安""肺气虚则鼻塞不利、少气""肾气虚则厥"，主张"必审五脏之病形，以知其气之虚实，谨而调之也"，"故智者之养生也，必顺四时而适寒暑，和喜怒而安居处，节阴阳而调刚柔。如是，则僻邪不至，长生久视"。由此可见，情志出现问题，可致气血失常，脏腑功能失衡。压力是人们长期忽视，但必须应该关心和应对的核心问题。疲劳、体质弱、亚健康、疾病带来的身体压力，被化学品包围的环境压力，精神和情感的心理压力，以及营养不均衡带来的营养压力，使得女性难以保持内心的平静。尤师认为女性应学会觉察自己的压力，学会自我减压，保持良好的身体健康状况，接受自己的力量、缺点、成功和失败，拥有一个坦诚相待的好朋友，用积极有建设性的行动对待工作，保持自己的社交生活，从事有意义的工作及工作之外的创造性活动，摄入足量的减压营养素——维生素 A 和维生素 E，均可使女性在面临重重压力时游刃有余。

（黄金珠　谢佳　整理）

中 篇

第五章　内治心悟

第一节　多法调治，重塑卵泡

在卵巢周期的有限时间内，卵泡在发育的过程中，任何内外因素，如影响生长卵泡的生长能力、优势卵泡迅速增大的能力、成熟卵泡排卵柱头形成的能力，均可引起卵泡发育异常，主要表现为发育速度、数量、形态、位置等时空方面（具体参见"时空论"）的异常。尤师通过大量的临床观察和总结，发现卵泡的这些异常变化常见于多囊卵巢综合征（PCOS）、未破裂卵泡黄素化综合征（LUFS）、子宫内膜异位症（EMS）、卵巢功能减退和卵巢早衰（POF）等病症。现将尤师治疗卵泡发育异常的治疗方案总结于下。

一、治疗基本框架

1. 经期调治

经期主要针对原发痼疾或病症，在黄金治疗时间段内适时、有效治疗，辅以调理气血、因势利导，使胞宫脉络通畅，盈满止，血依时而下。定位病症所涉及的脏腑、经脉、部位，重视心、肝的调治，以调经除疾为治疗原则。经期一般用逍遥散为底方加减运用：

柴胡、当归、芍药、薄荷、茯苓、生姜、大枣等。

随症加减：有热者，加牡丹皮、栀子清热；瘀血阻络，舌质紫暗者，加鬼箭羽、土鳖虫等活血化瘀；腹部胀痛者，加川楝子、荔枝核等理气止痛；盆腔有积液者，加白芷、皂角刺等。

方释：肝为藏血之脏，性喜条达而主疏泄，体阴而用阳。女子以肝为先天，经期以经血畅行为常，因此以逍遥散因势利导加强疏通之效：柴胡解郁疏肝、条达气机，芍药养血敛阴、柔肝缓急，当归活血养血，佐茯苓、生姜、大枣健脾防止肝郁乘脾。全方用于经期共奏"疏导"之功。

经期配以耳穴贴压：

内生殖器、盆腔、心、肝穴。每天按压 2 次，每次 5～10 分钟。

2. 平素调治

平素治疗定位在脾、肾，主要针对经后期阴生阳长，卵泡由小而大，渐至充盈排出，此时需要大量精微物质的供养，要及时填精护卵，助卵排出。卵泡除了来源于、并依赖先天肾之精津禀赋与供养，尚需后天脾胃水谷精微的充填、滋养方能长养。此外卵泡要迅速长大，卵泡膜要柔韧也需要脾肾精髓的充养。排卵柱头的形成可以通经活络之品速达，需胞宫脉络之缠、孙脉络气顺血畅。主要方法如下：

（1）**暖巢**：中医认为卵巢有藏泄双重功能，藏泄功能失常就会出现排卵功能障碍。卵泡期卵泡发育，主要表现为"藏"，此期卵巢积聚肾中阴阳。药学研究证实，补肾中药对卵巢功能及子宫内膜具有类激素样作用，可调整下丘脑－垂体－卵巢轴功能，可以促卵泡生长和促排卵。常用药物如下：

覆盆子、紫石英、淫羊藿、巴戟天等。

方释：覆盆子补肝益肾、固涩缩尿，常与菟丝子、枸杞子合用，见《丹溪心法》五子衍宗丸，《本草备要》认为其"益肾脏而固精，补肝虚而明目，起阳痿，缩小便"。紫石英温肾助阳、镇心安神、温肺平喘。《神农本草经》提出，紫石英主心腹咳逆邪气，补不足，女子风寒在子宫，绝孕多年无子，久服温中，轻身延年。淫羊藿，李时珍曰：味甘，气香，性温不寒，能益精气，乃手足阳明、三焦、命门药也。真阳不足者，宜之。巴戟天补肾助阳、祛风除湿。上四味皆能温补肾阳，达到温暖胞宫之效。

（2）**助泡**：优势卵泡由于卵泡液急剧增多而体积迅速增大，直径超过

2cm，使卵泡壁的张力和弹性均匀增强呈现类球型，并突出卵巢表面，形成排卵柱头，而卵泡迅速增大所急需的大量卵泡液，需要脾肾津髓来填充，故滋补精血、生津增液尤为重要。且勿使用苦寒、酸涩之药，以防影响卵泡的增大和塑形，常用药物如下：

石斛、百合、沙参、黄精、首乌、玉竹等。

方释：《本草再新》认为石斛"清胃火，除心中烦渴，疗肾经虚热"。百合，《景岳全书》谓其："味微甘淡，气平功缓。以其甘缓，故能补益气血……"沙参，功效养阴清肺、益胃生津。黄精，《名医别录》谓其：味甘平，无毒，主补中益气，除风湿，安五脏。总之，助泡药的归经为脾、胃、肾，功能养阴液补津髓，助卵泡形态成熟。

（3）宣散离巢：排卵期卵子排出，表现为"泄"，即阴长至极之时，此期为卵巢泄出之元精。卵巢与卵泡原本无大经脉相连，仅有缠脉、孙络连绵，使卵泡不仅能得精微物质之养，且能适时离巢而出。尤师主张慎用传统通经、活血、化瘀之品，以防伤泡、碍泡；宜用花药宣散、使卵泡不仅能得精微之养，且能适时涤割或分离，利于卵泡离巢而出。常用药物：

月季花、三七花、玫瑰花、胎菊花、绿梅花、木槿花、金橘叶等。

方释：尤师认为"泡欲成柱，非通经活络之品不能速达，需胞宫脉络及缠脉、孙络气顺血畅，方能凸突离巢而出"。花类药物不仅轻清上扬，可疏肝理气、通经活络，增加卵巢的血流，提供促使卵泡增大的津液精微物质，促使大小合适的卵泡破膜而出，而且汁多，可养护阴液，且药性多缓。月季花始载于《本草纲目》，谓其能"活血，消肿，傅毒"，其质轻、气清，在舒发肝气时轻飘，容易促进卵子的排出。玫瑰花理气化瘀。木槿花，《本草汇言》谓其"能除诸热，滑利能导积滞，善治赤白积痢，干涩不通，下坠欲解而不解"，其药理作用主要是清热凉血止血、利湿消肿。三七花活血化瘀，祛除卵泡周围之瘀滞。金橘叶入肝、肾，疏肝理气，疏通卵泡排出之通路。再以木槿花之"滑利"之性，使卵巢内的卵泡顺利排出。

平时可辅助耳穴贴压治疗：

心、肝、脾、肾穴。每天按压1~2次，每次5~10分钟。

总之，治疗卵泡发育异常的基本框架建立在中医辨证论治的基础上，结合现代检查手段，明确病因，分期论治，主辅结合。经期以治疗引起排卵障碍的各种痼疾、障碍为主，平时以治疗卵泡发育的脏腑为主；以病证所涉及主要脏腑的治疗为主，其他脏腑的治疗为辅。

二、调泡六法详论

尤师依据阴式 B 超所测得的卵巢内生长卵泡的数量、形态、位置、血流、内膜厚薄、分型及基础体温，综合分析判断卵泡的生长速度、黄体期的长短等信息，结合中医辨证论治，独创调泡六法：调泡、移泡、增泡、减泡、加速、减速。

1. 增泡——针对卵泡数量少，小卵泡

（1）病机分析：在卵泡形成的过程中，如若先天精微物质匮乏，窦状卵泡数量不足；或后天脾胃受损，无以滋养他脏，无以化生有源，则会影响卵泡后面的发育。

（2）治则：补肾固精、滋阴益髓，兼以益气和血、暖巢养胞宫。

（3）常用药物：紫灵芝、石斛、菟丝子、桑葚、覆盆子、山药、莲子、黄精、巴戟天、何首乌等。

方释：《神农本草经》提到莲子"气味甘平，无毒，主补中、养神，益气力，除百病"。且其"得茯苓、山药、白术、枸杞良"，共奏健脾养后天之功。脾胃健运的同时以巴戟天、补益精血之何首乌、补阳益阴之菟丝子、滋阴补血之桑葚、益精气之紫灵芝壮先天之精。先后天同补，使化生卵泡有源，增加卵泡数量，提高卵泡质量。

同时配成药金凤丸，食疗暖巢煲、养泡煲等（详见中篇第五章第二节"临证集萃，善用药对"）。

2. 增速——针对卵泡长速慢

（1）病机分析：在卵泡的生长期，在先天肾之精津禀赋与供养和脾肾津髓充养的基础上，还须冲任、胞宫脉络及缠脉、孙络气顺血畅，方能促进卵泡的生长发育。因此若气血因情志、瘀血、外感寒邪或内生寒邪阻滞，则卵泡无以发育成熟。

（2）治则：滋肾填精、益气活血，兼以温养胞宫。

（3）**常用药物**：野山参、炙黄芪、西洋参、炙黄芪、三七花、玳玳花、菟丝子、桑葚、覆盆子、紫石英、巴戟天、淫羊藿等。

方释：卵泡生长速度过慢，除了精微物质缺乏还与脉络阻滞密切相关。因此除了以山参、黄芪、菟丝子、巴戟天、淫羊藿补肾填精之外，还应在辨证基础上选用三七花活血养血、玳玳花疏肝理气通络，加强成熟卵泡的排出。

3. 调泡——多用于多囊卵巢综合征或卵泡发育异常如扁卵泡

（1）**病机分析**：健康卵泡的外形需要卵泡液来维持，卵泡腔内的卵泡液除了可以维持卵泡的球形形态，更重要的是为卵泡持续提供精微物质，因此，若精微物质无以化生以支持卵泡的生长，则卵泡形态不能形成健康的饱满之态，影响受精卵的质量。

（2）**治则**：健脾益肾、助阳固精，兼以补气活血以成形。

（3）**常用药物**：野山参、炙黄芪、白术、沙参、石斛、黄精、首乌、玄参、百合、三七花、玳玳花、绿梅花、菟丝子、枸杞子、桑葚、肉苁蓉、巴戟天、紫石英等。

方释：尤师在治疗多囊卵巢综合征时以补肾调冲、促发排卵为主。除了在辨证基础上遣方用药外，同时辨病以促发排卵。卵泡发育期用紫石英、补骨脂、锁阳、覆盆子等既补肾填精又不滋腻，温运气血又不伤阴；排卵期用三七花、玳玳花，甚或地龙、路路通、九香虫通经活络；黄体期多用温肾益精、调固冲任的药物，如桑寄生、菟丝子、杜仲等。现代研究发现这类药物具有孕激素样作用，利于子宫内膜转变为分泌期反应，而对有受孕期望的患者此期应防止使用活血化瘀、通经活络及有堕胎、碍胎之嫌的药物。

4. 减泡——针对卵泡数量多

（1）**病机分析**：卵泡数量多往往合并卵泡体积小。究其原因，卵泡是肾所藏之"阴精"，肾阴是物质基础，肾阴不足，阴不涵阳，所致肾阳虚亢，一方面促使卵泡形成数量较多，另一方面因其肾阴不足致使卵泡无法发育成熟。

（2）**治疗**：在卵泡生长期，重点在于补肾养阴、清热收涩，促进卵泡成熟，活血改善卵巢的血液循环，引药到达病所，稍佐补阳之品，以提高卵泡的优势化环境。

（3）**常用药物**：栀子、莲子心、金樱子、山萸肉、枳实、葛根、石榴皮、黄精、黄芩、知母等。中成药有知柏地黄丸。

方释：《素问·评热病论》曰："胞脉者，属心而络于胞中。"可见心与胞脉密切相关，故心烦不寐，辨证胞宫有热者用百合、栀子、黄芩、知母、莲子以清心安神。血、心、肾热去，则冲任可养，经水调和。伍金樱子、山萸肉、石榴皮酸收敛阴。在此基础上，佐补肾填精药助卵泡发育。

5. 减速——针对卵泡生长过快、卵巢储备功能低下的月经先期

（1）**病机分析**：在卵泡发育的过程中，肝的疏泄有序是形成优势卵泡的前提，若因情志原因导致肝气疏泄无度，而使卵泡长速过快，同时卵泡发育不及，最终导致排卵异常或受孕异常。

（2）**治则**：卵泡长速过快，属于卵泡"形太过者"，重点在收敛固涩的基础上，同时配伍滋养肾精药物辅治之。

（3）**常用药物**：金樱子、山萸肉、桑葚、菟丝子、栀子、黄柏、知母等。

方释：《本草备要》中记载金樱子功效为"固精秘气，治梦泄遗精、泄痢便数"。《滇南本草》中提到桑葚："益肾脏而固精，久服黑发明目。"收敛固涩之金樱子、山萸肉、桑葚在辨证基础上适量配伍清热泻火之黄柏、知母、栀子，共奏清热收涩之效，改善卵泡质量。

6. 移泡——针对由于各种原因生长阶段的卵泡不能发育至优势阶段、位置居中无法完成向卵巢表面移动或卵巢皮质纤维化、卵泡不能依靠自身力完成排卵等情况

（1）**病机**：肾所藏之"阴精"之不足，则难以化生正常、成熟卵泡，脾气虚弱，气机阻滞，则无以推动卵泡成熟、排出。

（2）**治则**：以健脾益气、补肾填精、调理冲任。

（3）**常用药物**：野山参、炙黄芪、菟丝子、桑葚、覆盆子、木槿花、金橘叶、三七花、巴戟天、淫羊藿、紫石英等。常用成药有金凤丸等。

方释：卵泡位置居中，不靠近卵巢皮质，则用覆盆子、补骨脂、肉苁蓉、巴戟天暖巢，石斛、沙参、莲肉、山药、百合、玉竹、黄精、首乌、桑葚、菟丝子助泡的基础上加用三七花、胎菊花或玳玳花、绿梅花，或月季花、木槿花、百合花、金橘叶等宣散之品助泡排出。

（夏宛廷 郑小艳 周航 王洋 整理）

第二节 临证集萃，善用"药对"

药对配伍是以中医基本理论为原则，以中药性能功效和治则治法为依据进行组合配对。它与阴阳五行理论、气血理论、中药四气五味、升降浮沉、归经等都有密切联系。药对不是两味药物的随机组合，而是具有密切配伍关系的、相对固定的、临床疗效可靠的二味或三味药物的配对。在临床上，由于女性的特殊生理、病理特点，其药物或相须、相使组合，以增强疗效，扩大治疗范围，或相畏、相杀配伍以减低或消除毒副反应。

一、妇科药对简史

《素问》用以治疗妇女血枯经闭的四乌贼骨蘆茹丸开妇产科药对之先河，帛书《杂疗方》记载了汉以前增强女性性功能的阴户内塞方剂共5首，虽5方配伍各异，但"蕃石"（白矾）、"蕉荚"（皂荚）同用者及"桂""姜"同用者达3方之多，是药对使用现象的萌芽。"七情和合"理论是药对理论的基石，大量妇产科药对至迟在隋唐形成，经方是其素材重要来源。宋、元、明、清医家丰富了妇产科药对的内容，拓展了其应用范围；《医方考》等方论著作蕴含药对理论。

成书于东汉时期的《神农本草经》所论述的"七情和合"理论，可视为药对理论的奠基石和总纲。该书序云："药有阴阳配合子母兄弟，根茎花实，草实骨肉。有单行者，有相须者，有相使者，有相畏者，有相恶者，有相反者，有相杀者。"而《伤寒杂病论》的问世则代表着药对的成熟，妇产科药对可见于《金匮要略·妇人杂病脉证并治》，并被后世医家推崇为经典的妇科药对。

成无己《伤寒明理论》开始对药物之间的配伍关系进行探讨。《本草纲目》特辟妇产科一栏，介绍了数十个妇科药对，如：荔枝核同香附末服，治血气痛；附子同当归煎服，通经；石菖蒲同破骨脂末服，治赤白带下；黄芩同白术，为清热安胎圣药。

《傅青主女科》为清代傅山所著。该书制方严谨，颇具特色，尤其在药对的应用方面有独到之处。傅氏善于把握药物间药性的相须相用，相互制约的功用。常用的药对有：

人参配伍熟地，培补气血；人参配伍当归，补气调经；

人参配伍黄芪，补脾益肺；人参配伍白术，益气健脾；

人参配伍附子，温阳益气；人参配伍阿胶，气血双补；

熟地配伍山萸，滋肾涩精；熟地配伍山药，滋肾固精；

熟地配伍当归，养血调经；熟地配伍白芍，养阴补血；

当归配伍川芎，养血活血；黄芪配伍当归，补气生血；

当归配伍白芍，补血敛阴；白芍配伍甘草，缓急止痛；

白术配伍黄芩，健脾清热；白术配伍附子，温补中气；

白术配伍茯苓，健脾渗湿；柴胡配伍白芍，疏肝养肝；

柴胡配伍升麻，升阳举陷；柴胡配伍黄芩，和解表里等。

二、妇科药对简析

1. 药对与病证

妇科药对是妇科临床辨证论治的产物。任何一个药对的产生都是以辨证论治为依据，是针对某一具体病证设立的药物配伍单位。尤师认为药对与病证之间的这种类似"锁钥"的关系被称为"药证相符""药证对应""药证相关"。即如李时珍所言：'妙在配合得宜，药病相对'；'用之得宜，则砒石、巴豆，皆有功力'；'用之失宜，参、术亦能为害。'无疑，药物配伍与病证病机的相关程度，是决定疗效的关键。历代有名的妇科药对之所以疗效卓著、流传至远，就是因为这些药对的配伍与其主治的病证之间有着高度的选择性。学习前人的有效药对，应首先把握病证的机理，才能深刻理解其配伍的精髓；临证运用、创制药对时，应充分考虑当前病证与药对主治特色的相关程度，才能做到有的放矢，疗效迅捷。

2. 药对与方药

在中医药发展漫长的历史中，单味药与药对之间表现出羽翼相协的关系；随着单味药物的出现，相继有了相关药物的配对运用；伴随药物配对运用的不断增加，单味中药的功效也被不断发现。单味中药是药对产生的基础，而药对的广泛运用促进了对中药性能的进一步确定和新的发现。

药对以"七情和合"为配对原则，强调两药之间的配伍关系；方剂则以"君、臣、佐、使"为组方原则，方中药物的配伍强调主次分明，且其应用有特定的剂型、剂量和用法，因此它是中药配伍的高级形式。很多药对，在临床上实际就是一首独立的小方，如当归补血汤、二妙散、佛手散。而一首组织严谨、疗效可靠且具有较好临床适应性的方剂，则大多包含若干药对，或由某一药对为主组合而成。如四物汤中便有熟地—白芍、当归—川芎、当归—白芍、熟地—当归等多个药对。

3. 药对的配伍意义

妇科药对中相须、相使、相畏、相反等常见配伍形式，具有增强疗效、完善功能、变生新效、趋利避害的临床意义。

（1）相须配对：相须配对即指性能功效相类似的药物配合使用，取其相辅相成，以提高疗效的配伍方法。《本草纲目》曰："相须者，同类不可离也。"这种配伍方法是根据疾病的病位、病性、病势、病程，结合药物的性味、归经、功能等，选择二味或三味药物配伍，以相互促进，取长补短。若将性近或味同或性味皆相似的单味药物配伍成双，则势必药效大增。如石膏—知母，二者性皆寒凉，配伍成对，清热泻火之力倍增，故前人有"石膏无知母不寒""石膏得知母更寒"之说。尤师认为把功能相近的单味药物配伍成双，一方面缘于各药效能的相加，另一方面是利用药物特有的内在联系及个性特长而加强疗效。如桃仁与红花配对，二药均系活血化瘀之品，前者质重沉降，偏入里走下，破瘀力强；后者质轻升浮，善走外达上，行血力胜，二者相须配对，破瘀有利血行，行血有利瘀去，从而使活血祛瘀之力倍增，以治妇人血滞经闭、痛经诸证。妇科药对的组成常选用同归某经或某脏腑的两味药物配伍，以加强治疗作用。如水蛭—虻虫同归肝经，具有活血化瘀、消癥破结的功能，常用于子宫内膜异位症，经行不畅而腹痛者。

（2）相使配对：相使配对即指主要功效不同，但是治疗目的一致的药物配合应用，通过协同或互补而提高疗效，或产生新的功效。尤师常借药物之间的共性来协同增效，并利用药物的特长适应复杂的病证。如用治妊娠水肿、小便不利等证的药对黄芪—茯苓，前者功擅益气补脾、健脾以行水，后者长于利水渗湿，并于渗利之中寓健脾之功，两者配对，补气利水之效倍增。尤师临证时常利用彼此的关联，将主要功效有别的药物配伍，以达到强化某一特殊功用的目的。如根据"气为血帅"的气血关系，用活血化瘀药与益气药相配，或将活血化瘀药与理气药相伍，以"益气活血""理气活血"。人参与五灵脂相伍即为益气活血药对，香附配丹参即为理气活血药对，均有助于加强活血化瘀之效。尤师认为根据证候病机的特点，将性能功效不同的某些药物配对，可以产生单味药所不具备的特定功用。如大黄为泻热通便要药，常用于热结便秘，若与辛温解表之桂枝配对，则桂枝走表之性被制，而有宣通血脉之功，大黄泻下之功被减，而具通瘀泻热之用，是以临床常用治瘀热互结之痛经、闭经。

（3）相畏配对：相畏即一种药物的毒性反应或副作用，能被另一种药物减轻或消除。一可制约毒性，如生半夏和生南星的毒性能被生姜减轻或消除，即生半夏与生南星畏生姜，生姜杀生半夏与生南星的毒。二为缓解偏性，妇女特殊的生理、病理特点，决定了医生临证配伍用药应格外谨慎。尤师为了避免因寒凉伤阳败胃、温热化燥伤阴、滋补滞气、攻伐伤正等，常通过药物的配伍来相互制约，趋利避害。如经行浮肿，治当利水消肿，然正值经期，一味渗利势必损伤正气，故于大剂量赤小豆中配伍少量红枣，一则健脾以制水，再则以其甘缓之性防赤小豆通利太过。

（4）相反配对：相反配伍指药物的性味、趋向、功用等相反，但在治疗中起相成作用的配伍。主要包括寒热配伍、补泻配伍、散收配伍、升降配伍、刚柔配伍。温热与寒凉属于两类不同性质，然尤师临证常将二者配伍成对，或针对寒热错杂之证，以寒清热，以热祛寒，各行其道，各尽其能。如妊娠胸痞呕恶属胃中寒热夹杂者，其治疗单纯温中则里热不除，单纯清热则寒邪不去，故"用黄连干姜之大寒大热者，为之两解"（《伤寒来苏集》）；或一寒一温，针对纯寒纯热之证去性存用，避短扬长。

临证时，尤师还常常将补益药（补）与驱邪药（泻）配伍运用，或治疗正虚邪实之夹杂证；或使补正不留邪，祛邪不伤正，相反实以相成。如产后小便不通属气虚者，若偏执一端，利水有伤正之虞，益气有甘壅之忧，故常将益气药与利水之品配伍成对，如黄芪伍通草、白术伍茯苓。

性能辛散的药物与性能收敛（收涩）之品配伍成双，称散收配对。其意义有起协同作用者，有互消其副作用专取所长者。尤师考虑到"肝为女子之先天""天癸既行皆以厥阴论治"，可见妇科临床治"肝"药对较多。因肝既能贮藏有形之血，又能疏泄无形之气，肝的这一生理功能实可视之为开与阖、散与收的矛盾运动，因此诸治"肝"药对常以辛散之柴胡、川芎与酸收之白芍等配伍。

升降配对是指将性能升浮的药与沉降的药结合运用的配伍方法。"一有怫郁，则百病丛生"，尤师认为气机升降是人体生命活动的基础。因此，升降互配法常用来调整脏腑气机。脾气升清，胃气降浊，脾胃乃升降之枢纽。只有升降正常，出入有序，才能维持"清阳出上窍，浊阴出下窍"的正常生理功能。清代妇科名家傅青主深得其旨，其治脚手先下难产的转天汤，在重用人参大补脾胃之气的同时，配伍升麻—牛膝药对。他说："非用提挈则头不易转，然转其身非用下行则身不易降。"

刚柔配对是指一种禀性刚烈的药物与另一种禀性柔润的药物配对，以刚柔互济，相反相成。尤师亦把温阳药与补阴药相配伍，一方面体现"阴中求阳"或"阳中求阴"，另一方面借补阴药的柔润制约温阳药的刚燥，或借温阳药的刚燥制约补阴药的滋腻。

三、特色药对思想

女性的经带胎产疾病常与肝、脾、肾三脏及气血相关，故临床上尤师治疗妇科疾病围绕补肾滋肾、疏肝养肝、健脾和胃及调和气血这几方面。

1. 补肾滋肾

肾为先天之本，主藏精气，是人体生长、发育和生殖的根本，补肾滋肾是治疗妇产科疾病的重要原则。而常用的药对有平补肾气的山药—熟地、熟地—枸杞子等；滋肾益阴、滋阴降火的熟地—生地、龟板—鳖甲等；温肾助阳的附子—肉桂、温阳行水的附子—茯苓。女子以肝为先天，肝肾同源，滋肾养肝即是益冲任之源，源盛则流自畅。是故尤师临床治疗中常用到一些肝肾同治的药对，如熟地—山茱萸、白芍—枸杞、女贞子—旱莲草。脾为后天之本，生化气血以资先天，尤师临证每每脾肾兼顾，以具有温肾健脾功用的药物组合成对，如附子—白术、补骨脂—肉豆蔻。

2. 疏肝养肝

肝为将军之官，性喜条达而恶抑都。若抑郁忿怒，则使肝气郁结，冲任失畅，出现月经后期、痛经、不孕等，尤师认为此时治宜疏肝解郁，常用疏解理气之品配伍成对，如柴胡—香附、川楝子—香附、柴胡—生麦芽等。肝脾二脏，相制相成。肝郁气滞，疏泄失常，往往横逆犯脾，是为"木郁戕土"；脾虚失运，化源不充，肝失所藏，血不养肝，亦每令疏泄失常，是为"土虚木郁"。"木郁戕土"者，尤师以养血疏肝为主，如柴胡—白芍、柴胡—枳实；"土虚木郁"者，尤师则以益气健脾为主，如白术—防风、白术—白芍。肝主藏血，尤师临床常用养血益肝、滋阴补肾之品配伍成对，如白芍—当归、熟地—白芍等。

3. 健脾和胃

妇女脾胃健运，气血充盛，则血海满盈，经候如期，胎孕正常。若脾气虚者，尤师以健脾益气为主，以复脾之统摄，用以治脾胃虚弱、冲任不固之胎产崩伤诸病，如人参—黄芪、黄芪—白术；若脾虚兼见血虚者，尤师则以健脾养血为主，用以治脾胃虚弱，化源不足，冲任血虚所致之经、带、胎、产诸病，如黄芪—当归、人参—熟地等；若胃不和者，尤师则以温中和胃为主，用以治胃中积寒，受纳失权之经行泄泻、妊娠呕吐等病，如砂仁—蔻仁、干姜—丁香等。

4. 调和气血

经、孕、产、乳无不以血为本，以气为用。如月经为气血所化，妊娠须气血养胎，分娩靠血濡气推，产后则气血上化为乳汁。妇女只有气血调畅，冲任通盛，经孕才能正常。因此，调理气血也是治疗妇产科疾病的重要原则之一，尤师许多药对的配伍用药正体现了这一点。"血不自生，须得生阳之药，血自旺矣"，故血虚者在补血的同时应伍人参、黄芪等益气之品，即李东垣所谓："血虚以人参补之，阳旺则生阴血。"《脾胃论》体现这一法则的妇科药对在临床中较常使用的有人参—熟地、人参—首乌、黄芪—当归，特别是黄芪与当归的配伍，张秉成推崇至极，并赞曰："非区区补血滋腻之药，所可同日语也。"

瘀血是妇产科疾病的重要病机之一。寒凝、热结、气滞、气虚均可导致血瘀，而使冲任不畅，治疗固当活血祛瘀。"元气既虚，必不能达于血管，血管无气，必停留而瘀"，尤师认为其治应益气活血并举，一则使气旺血行瘀去，再则使活血祛瘀不伤正，常用药对如人参—三七、人参—五灵脂；若为"气滞血瘀"，其治又当行气活血，如川芎—赤芍、香附—当归之类。

妇科血证是妇产科最常见的疾病之一，治疗既要考虑不同出血原因，更要牢牢把握止血的基本治则。尤师归纳妇科常用止血药对，其用药特点大致有三：①针对出血原因的不同，设立不同的止血方法。如白术—灶心土的益气摄血；五倍子—陈棕炭的涩血止血；阿胶—干姜的温经止血；侧柏叶—苎麻根的凉血止血；蒲黄—茜草的活血止血。②善用炭类药物，如山楂炭—茜草炭、贯众炭—莲房炭、荆芥炭—藕节炭等。③注重止血不留瘀，如收敛止血的仙鹤草与化瘀止血的茜草配对。

四、药对应用举隅

（一）胞宫论病常用药对

1. 促内膜药对

（1）黄芪—党参—白术：党参性平，味甘、微酸，益气健脾，养血生津，守而不走；黄芪性温，味甘，补气升阳，走而不守；白术功擅健脾益气，燥湿利水。《脾胃论》言："元气之充足，皆由脾胃之气无所伤，而后能滋养元气，若胃气之本弱，饮食自倍，则脾胃之气既伤，而元气亦不能充，而诸病之所由生也。"尤师深谙脾胃为后天之本、气血生化之源，有摄血纳气之功，而卵泡之发育、内膜之长养、柔韧亦须后天脾胃水谷精微的充养，此三药相伍，益气血生化之源，使脾气健运，痰湿得除，经水自调。

（2）山药—白莲：山药味甘，性平，补脾养胃，生津益肺，补肾涩精。《神农本草经》谓之"主健中补虚，除寒热邪气，补中益气力，长肌肉，久服耳目聪明"。于滋补药之中被奉为"无上之品"。白莲补肾强精、益气和血，为"莲中珍品"。《本草纲目》谓："莲之味甘，气温而性涩，禀清芳之气，得稼穑之味，乃脾之果也。土为元气之母，母气既和，津液相成，神乃自生，久视耐老，以其权舆也。"尤师将此二味药相伍以补气养血，共奏健脾益肾、助卵养膜之功。

2. 子宫发育不良药对

（1）锁阳—补骨脂：锁阳甘温，体润，入肝、肾二经，功能补肾阳、益精血。常用治肾阳不足，精血亏损之阳痿、不孕、腰膝痿软等症。补骨脂性温，入肾，有补肾壮阳、固精缩尿之功。现代药理研究表明，补骨脂具有雌激素样作用，能促进子宫的发育。两药配合，相须为用，补肾助阳，益精养血，且温而不燥、滋而不腻，可久服。尤师常用此治疗子宫偏小、发育不良之不孕症，每收良效。

（2）紫石英—巴戟天：紫石英味甘，性温，能温肾养肝、暖宫调经。常用于治疗女子宫冷不孕、虚寒闭经等症。巴戟天甘温能补，辛温能散，专入肾经，长于补肾壮阳、益精、强壮筋骨，兼能除湿散寒，性较缓和，具有温而不燥、补而不滞之特点，为治肾虚阳痿、筋骨痿弱、宫冷不孕、经寒腹痛的常用药。《本草正义》谓："巴戟隆冬不凋，味辛气温，专入肾家，为鼓舞阳气之用。温养元阳……益精，治小腹阴中相引痛，皆温肾胜寒之效；安五脏，补五劳，补中增志益气，皆元阳布护之功也。"现代药理研究证明，巴戟天有类皮质激素样作用。尤师将两药合用，紫石英温肾养肝暖宫，巴戟天补肾壮阳、强固冲任，相须配对，共奏补肾助阳、暖宫调经之效，达到促进子宫发育的目的。

3. 行经药对

鸡血藤—大血藤—益母草：鸡血藤活血补血，祛瘀血，生新血，能使红细胞增加，血红蛋白升高，改善贫血，增加子宫节律性收缩，化瘀活血。《本草图经》认为大血藤"攻血，治血块"，事专活血通络。益母草历来为妇科要药，固有"益母"之称，苦泄辛行，主入血分，功擅活血调经、祛瘀生新，常治妇女血瘀经产诸证，用于瘀血阻滞之痛经、经闭。三药配伍，活血之力倍增，调经之功益著，兼顾利水祛湿之效，再者，于经期使用，有祛瘀生新之妙。此乃尤师治疗典型多囊卵巢综合征或宫腔粘连证见月经量少者必用之药。

4. 子宫内膜异位症药对

土茯苓—土鳖虫—土贝母：吴鞠通曰："以食血之虫，飞者走络中气分，走者走络中血分，可谓无微不入，无坚不破。"《大同药学》也提出："疗死血，虫类为要药。"故而取土鳖虫攻窜走络之性，嗜血通络之功，配伍有清热除湿、泄浊解毒、通利关节之效的土茯苓，以及"能散痈毒，化脓行滞……利痰"（《百草镜》）之土贝母，三药合用，攻瘀祛痰散结，可改善病灶周围组织的血液循环，加快出血病症的消散，尤师于治疗内异症的组方中善加此对药，效如桴鼓。

5. 子宫内膜炎药对

金银花—连翘—大青叶：金银花、连翘、大青叶为常用药对，三药均为清热解毒类药物，《本草纲目拾遗》认为金银花"清热，解诸疮、痈疽发背、无名肿毒、丹瘤、瘰疬"。连翘自古为疮家圣药，张锡纯曰"连翘具升浮宣散之力，流通气血，治十二经血凝气聚"，现代药理研究表明，连翘和大青叶可抑制炎性渗出，有强吞噬细胞能力。三药同用，共奏清热抗炎之效，使宫腔内炎症得以消除，改善宫腔内环境。然尤师亦云清热类药物不可滥用、久用，以免寒凉太过，冰络塞流。

6. 宫腔粘连药对

香附—乌药：乌药性微温，可行气止痛、温肾散寒。李时珍赞香附为"气病之总司，女科之主帅"，认为香附可疏肝理气、调经止痛，为治疗妇女月经不调、痛经、经闭及胎产诸病之要药。现代药理研究表明，香附所含挥发油有轻度雌激素样作用。乌药、香附同用，可行气解郁、散寒止痛，缓解粘连患者经期痛经不适之症状。此外，尤师常于清热解毒化瘀之方中用之，亦有反佐之妙。

7. 子宫肌瘤药对

（1）神曲—山楂：神曲辛而不甚散，甘而不壅，温而不燥，为行气调中、消食化滞之佳品，《药性论》谓："神曲化水谷宿食、癥气，健脾暖胃。"山楂消食化积、破气化瘀，其破泄之力较强，长于消磨油腻肉积，且能入肝经血分以行气散瘀。两药相用，使散瘀化滞之功倍增，且又无伤正之弊。尤师多以此治疗气血痰湿壅滞日久而成癥者。

（2）土鳖虫—昆布：土鳖虫咸寒入血，功擅破血逐瘀、消癥散结。昆布咸寒质滑，功专化痰软坚；《本草经疏》有云："昆布，咸能软坚，具性润下，寒能除热散结，故主十二种水肿、瘿瘤聚结气、瘘疮。东垣云：瘿坚如石者，非此不除，正咸能软坚之功也。"两药参合，均为咸寒散结之品，昆布偏于化痰，土鳖虫重在破瘀，一散一破，相使相助，化痰软坚，逐瘀散结益彰，尤师于治疗痰瘀胶阻之癥瘕积聚常用。

（二）子管论病常用药对

1. 附件炎药对

（1）白芷—皂角刺：白芷辛香温燥，辛散祛风，温燥除湿，且芳香透窍，故可用于妇女带下，有消肿排脓之功，且能止痛，可疗疮疡痈疽；皂角刺辛散温通，长于攻坚，功擅托毒排脓、活血消痈，脓未成者能消，脓已成者能溃，能引脓外出。两者相须配对，协同为用，走散之力强，能直达病所以消肿散结止痛、化瘀排脓止带。尤师临床用于治疗附件炎、盆腔积液者效果甚佳。

（2）冬葵子—白芥子：冬葵子以质坚耐寒，入冬不凋而得名，味甘，性寒，入小肠、大肠经，其性寒质滑，为滑下利窍之品。白芥子味辛，性寒，辛散温通，利气祛痰，消肿止痛。朱丹溪云："痰在胁下及皮里膜外，非白芥子莫能达。"故白芥子善治痰湿阻滞经络诸证。两药相合，冬葵子以通为主，白芥子以散为要，有协同增效之妙；且两者一寒一温，相互制约而无寒热偏胜之弊。尤师忌用此药对于大便溏薄者。

2. 输卵管积水药对

（1）泽泻—泽兰：泽泻甘淡，性寒，功擅利水消肿，《证类本草》道：

"补虚损五劳，除五脏痞满，起阴气，止泄精、消渴、淋沥，逐膀胱、三焦停水。"泽兰辛散温通，味苦降泄，性较温和，行而不峻，既能活血调经，又能利水消肿。两者相辅相成，活血调经、利水消肿的作用增强，尤师临床用于治输卵管积水等效著。

（2）冬瓜子—猪苓：冬瓜子味甘，性寒，入肺、大肠、小肠经，能清肺化痰、利湿排脓。用于治疗肺热咳嗽、肺痈、肠痈、淋浊、水肿、带下等症。猪苓甘淡性平，专主渗泻，其利尿作用较强，为治淋浊尿闭、小便不通、水肿胀满、脚气浮肿及泄泻的常用药。《本草纲目》谓："猪苓治淋肿脚气、白浊带下、妊娠子淋胎肿、小便不利。"两药相伍，均为甘淡渗利之品，相须为用，清热利水渗湿之功增强。临床使用时，尤师常于输卵管通水术后常规应用 12 天，以预防输卵管积水，其效颇佳。

（3）赤小豆—白芥子：赤小豆甘酸偏凉，性善下行，功擅清热利水，使水湿或表热之邪下行从小便而出。故常用于肾炎水肿、脚气水肿、营养不良性水肿、黄疸及暑热烦渴、胃热消渴等。白芥子辛散温通，气锐走散，能通经络而利气机，豁寒痰而散结肿，尤善于祛皮里膜外之痰湿。《本草经疏》谓："白芥子味极辛，气温，能搜剔内外痰结及胸膈寒痰，冷涎壅塞者殊效。"两药配合，一寒一温，赤小豆下行利水，白芥子利气祛痰，相互促进，行水祛痰通利之功益彰，故可用于输卵管积水。此外，尤师认为水湿去泻自止，兼见大便溏泄者尤宜。

3. 输卵管阻塞药对

（1）穿山甲—血竭：穿山甲性善走散，入血分，功能活血化瘀、软坚散结，其走窜之性可透达经络，直达病所。血竭味甘咸，性平，入心、肝血分，内服能活血祛瘀止痛，常用于瘀肿作痛、产后瘀阻及跌打损伤诸证。《本草纲目》谓："血竭散滞血诸痛。"乳香、没药虽主血病，而兼入气分。两药配合，相互促进，通利之性增强，功专入血以散瘀，尤师用治输卵管不通偏瘀血阻滞者甚佳。

（2）地龙—路路通：地龙咸寒，以下行为主，功擅通经活络、清热利尿。《本草纲目》谓其"性寒而下行，性寒故能解诸热疾，下行故能利小便、治足疾而通经络也。"路路通苦辛，性平疏泄，偏入下焦肝肾，能疏通十二经而奏祛风通络、利水消肿之功。《本草纲目拾遗》谓："其性大能通二经穴，故《救生苦海》治水肿胀满服之，以其能搜逐伏水也。"尤师将两药相配，地龙咸寒偏入血分，路路通能走十二经气分，气血共治，以通为用，通经活络利水之力益彰。

（3）藁本—荆芥穗—白芷：藁本辛温香燥，性味俱升，药势雄壮，能除经络间寒湿，《本草正义》云其"能疏达厥阴郁滞"。荆芥穗为风药，风能胜湿，其味辛主升、主散，其性温可以升发寒湿之邪，以化下焦湿浊之气。白芷辛温芳香，辛能解表散风，温可散寒除湿，芳香又能走窜通窍。三药均为辛温升散走窜之品，可引阳上行、通利窍道，达温阳化水之效，循《素问》所言："其下者引而竭之。"或引下出、利之，或引上温、散之，故尤师常以此药对配合补益药以加强温化之力，如此升中有补，补中有散，相辅相成，用治输卵管积水属寒湿凝聚、经脉闭塞者，其效可期。然三药辛散温燥，能耗散气血，阴虚火旺者，用当慎之。

（三）子核论病常用药对

1. 促卵泡发育、成熟药对

（1）菟丝子—桑葚子：菟丝子性微温，味辛、甘，归肝、肾、脾经。不燥不腻，既能滋任益髓，又能助阳固精，为平补肝肾之良药。《本草汇言》谓："菟丝子，补肾养肝，温脾助胃之药也。但补而不峻，温而不燥，故入肾经，虚可以补，实可以利，寒可以温，热可以凉，湿可以燥，燥可以润。"桑葚性微寒，味酸，归肝、肾经，有补血滋阴、生津止渴、润肠燥等功效，《滇南本草》言其："益肾脏而固精，久服黑发明目。"尤师取中医"以形补形"之意，用其配合菟丝子平补阴阳、滋肾填精，且有温而不燥、补而不峻的特点，使卵泡发育的物质基础——肾精和成熟动力——肾阳都完备充足，则卵泡质量自无忧矣。

（2）黄精—石斛：黄精性甘、平，入脾、肺、肾经，补气养阴，健脾，润肺，益肾。《本经逢原》云："黄精，宽中益气，使五脏调和，肌肉充盛，骨髓强坚，皆是补阴之功。"可见其于平补肺、脾、肾三脏之中，尤益于先后天之本。石斛性微寒，味甘，归胃、肾经，益胃生津，滋阴清热。《神农本草经》称其："主伤中，除痹，下气，补五脏虚劳羸瘦，强阴，久服厚肠胃。"尤师认为此二药合和，甘润化物，双补脾肾气阴，力纯势厚，兼含"少少清火而水不伤"的妙意，可获增卵液、助卵长之效。

2. 促排卵药对

（1）绿梅花—玫瑰花：绿梅花微酸涩，疏肝解郁，和中化痰，《百花镜》谓其："开胃散邪，煮粥食，助清阳之气上升，蒸露点茶，生津止渴、解暑涤烦。"玫瑰花性温，味甘，疏肝解郁，活血止痛，《食物本草》谓其"主利肺脾、益肝胆，食之芳香甘美，令人神爽"。两者均有疏肝理气散瘀之效，但后者质纯温和，同时具有镇静与松弛的特性，二者合用，既可理气，又有舒缓之效，尤师多用于辨证为"郁"者。

（2）三七花—胎菊花：三七花活血祛瘀，温通宣散；胎菊花，其性向上，能够疏散风热、清热解毒，《本草纲目拾遗》记载其："治诸风头眩，明目祛风，搜肝气，益血润容。"二者合用，一温一寒，能够宣散脉络、助泡排出，尤师多用于辨证为"结"者。

（3）月季花—玳玳花：月季花活血调经，解毒消肿。《泉州本草》谓其："通经活血化瘀，清肠胃湿热，泻肺火，止咳，止血止痛，消痈毒。治……妇女月经不调。"玳玳花味甘，性微苦，疏肝和胃，理气解郁。两药均入肝经，前者活血作用较强，能够祛瘀行气，后者行气作用较强，能够促进局部血液循环，二者合用可行气活血祛瘀，尤师多用于辨证为"瘀"者。

（4）月季花—橘叶：月季花性温，味甘淡微苦，功擅活血调经、疏肝解郁，入肝经偏走血分，能和肝散瘀解毒，为香而不燥、清而不浊、和而不猛之中药；橘叶性苦辛平，功能疏肝行气、化痰、消肿毒，入肝经偏走气分。两者相须为用，一花一叶，疏肝理气，行气活血。尤师认为此二味相配伍，既能促进排卵，又利于经血排出。

3. 多囊卵巢综合征（PCOS）药对

（1）天南星—苍术：天南星味辛苦，性温，有毒，归肺、肝、脾经。本品苦温燥烈，燥湿祛痰之力甚强，善治湿痰寒痰、顽痰胶结之证。《开宝本草》谓："天南星攻坚积，消痈肿，利胸膈，散血堕胎。"苍术辛苦性温，归脾、胃二经。其气味雄烈，芳香辛散，苦温燥湿，能内化脾胃湿浊之郁，外散风寒湿之邪，故为燥湿健脾、祛风除湿之要药。尤师认为对湿邪为病，不论上下表里，均可随证配用。《药品化义》谓："苍术味辛主散，性温而燥，燥可祛湿，专入脾胃，统治三部之湿。"两药配伍，苍术燥湿健脾，以杜生痰之源；南星开泄化痰，以搜经络中之顽痰。相互促进，使湿去痰消，诸症自除。

（2）大腹皮—冬瓜皮：大腹皮味辛，性微温，辛以行散，温而能通，宣发之力强，性善下行，既能行气疏滞、宽中除胀，又能利水消肿。冬瓜皮味甘性凉，药性平和，利水消肿之力和缓。尤师认为，多囊卵巢综合征患者大部分表现为痰湿所致肥胖，此两药配伍，一长于行，一善于利，一峻一缓，相互促进，相互制约，共奏健脾利水、行气消痰之功，且无功力过峻之虞。

（3）淡竹叶—桑叶：淡竹叶味甘淡，性寒，清热泻火、除烦利尿。桑叶味苦甘，性寒，疏散风热，长于入肝平抑肝阳、清肝明目。《本草分经》云："苦甘而凉，滋燥凉血，止血祛风，清泄少阳之气热。"二叶相伍，轻清宣散，一者入肝经清肝热，二者上行清头面诸热，尤师常用于清除多囊卵巢综合征患者的面部痤疮。

（四）种子论病常用药对

（1）菟丝子—桑葚子：解析见前。

（2）黄芪—党参—白术：解析见前。

（3）续断—桑寄生：续断、桑寄生均具补肝肾、强筋骨、固冲任、安胎之功。然续断偏于补阳，有"补而不滞"之特点，因此"所损之胎孕非此不安"；寄生以滋补阴血为先，能养血安胎。《药性论》："桑寄生能令胎牢固，主怀妊漏血不止。"尤师将两药合用，肝肾并补，阴阳兼顾，共奏补肾安胎之效。

（4）桑寄生—当归：桑寄生味苦甘，性平，归肝、肾经。其质偏润，能补肝肾、养精血，故有固冲任、安胎之效。常用于胎漏下血、胎动不安。当归甘补辛散，苦泄温通，为血中气药，既能补血，又能活血，且兼调经与行气止痛之功，为治疗妇科血证之良药。桑寄生得桑之余气所生，功专补肾养肝，顾先天之本，精血充足则胎孕发育有源；当归功专补血养血，令血盛以养胎。两者相须配对，共奏补肾益肝、养血安胎之功。该药对是尤师临床常用的养血安胎药对之一。

（5）桑叶—苎麻根：妊娠之后，阴血下行，聚于冲任以养胎元，致使孕妇机体处于阴血偏虚、阳气偏亢的生理状态，故尤师认为即使血热致流产，亦不可妄用苦寒之品，以免更伤其阴。桑叶味苦甘，性寒，归肺、肝经，苦寒清热，甘寒养阴，轻清发散，入肝经血分而能清热凉血，并兼有止血作用，可用于血热迫血妄行之出血轻症。苎麻根甘寒，能养阴清热、凉血止血，而达安胎之效，常用于怀胎蕴热所致的胎动不安及胎漏下血等证。《别录》："渍苎汁疗渴，安胎。"两药相合，相须为用，清热而不伤阴，止血而不留瘀，共奏清热安胎之功，用于怀胎蕴热、血热妄行之胎漏、胎动不安。

（周航 江佩龄 刘常 整理）

第三节 融汇新知，巧用"花药"

尤师临床诊病用药多在中医基础理论之上，结合现代病理、药理知识，发古人所未发，赋古药于新意，颇具"发皇古义，融汇新知"的革新精神。尤师认为，女人似水如花，盛衰变化非常明显，需要细心呵护，切忌燥、热、寒。对于花类药物的药性，尤师认为"花虽不如原蒂系枝蔓、根茎气味之厚，但多本性未改，药力缓薄，轻飘柔和、芬香宣散，此天地造化，为如花似花千金之体不适而备"。因此，其临证善用、喜用、多用花类药来治疗各类妇科疾病，独具特色。尤师临床尤其频用三七花、人参花，疗效甚著，亦常辨证择用玳玳花、木槿花、胎菊花、辛夷花、玫瑰花、月季花、金银花、野菊花、鸡冠花、凌霄花、雪莲花等花类药物治疗妇科疾病，巧拟尤氏四花汤治疗胞宫假腔。

尤师深知各味花药之特性，临床应用恰如其分，多获良效。她认为，中医重平和而调阴阳，阴阳失调则会导致各类妇科疾病，宜选性质平和、接近药食两用的药中上品，阴阳调和则诸病自愈；尽量避免使用苦寒温燥之品，以免矫枉过正。

一、尤师精用花药对

三七花、人参花

《本草纲目拾遗》云："人参补气第一，三七补血第一，味同而功亦等，故称人参、三七为重要之最珍贵者。"三七花重在活血止血，人参花重在培补元气。

三七花又称田七花，味甘，性凉，有活血止血、平肝明目、生津止渴、清热解毒之功效。李时珍在《本草纲目》中称三七为"金不换"，被誉为"参中之王"，三七花具有止血不留瘀的特点，故尤师对妇科瘀血导致的血证在辨证组方时常加入三七花一味，可提高疗效。《本草纲目》云："三七止血，散血，定痛。"三七花可活血、止血、止痛、消癥瘕，用于胞宫络脉不畅或瘀阻引起的不孕症，加入三七花一味可以起到画龙点睛的作用。《医学衷中参西录》称三七"善化瘀血，故又善治女子癥瘕"。尤师对于瘀血引起的癥瘕，常用三七花与土贝母、土茯苓、土鳖虫、山药、党参、黄芪等配伍。同时三七花还具有清热解毒、凉血的功效，能够中和体内热气，故对于妇科血热引起的月经先期、崩漏、月经过多、黄褐斑、更年期综合征等疗效明显。

人参在《神农本草经》中被列为上品，徐灵胎称人参"长于补虚，短于攻疾"，《本草汇言》谓："人参，补气生血，助精养神之药也。"《本草纲目》云："治男妇一切虚证，发热自汗……下血、血淋、血崩、胎前产后诸病。"临床用于妇科气虚血脱之证首屈一指。其次，补肺脾之气虚以作升提之用，亦必不可少，正如《医学启源》曰："治脾胃阳气不足及肺气促，短气、少气，补中缓中，泻肺脾胃中火邪。"医学界目前在证实人参药用价值的同时，发现最有价值的部分是人参花蕾。人参花又名"神草花"，每60斤人参仅能采得一两参花，真可谓是弥足珍贵，故有"绿色黄金"之称。尤师对于气陷导致的经期延长、带下、恶露不绝、胎漏、妊娠腹泻、产后虚脱、子宫脱垂等病症时择用人参花，无一不适。因其大补元气，用于病后或血证的气虚意义重大，常与黄芪、熟地黄、黄精等配伍。治疗经量过多、经期延长、崩漏等因气虚不摄血时，常与黄芪、白术、仙鹤草等配伍。治疗更年期综合征、妊娠、产后气津不足引起的烦渴，常与黄精、石斛、生地黄、玉竹等配伍。

（1）宣散脉络，促泡排出：人参花、三七花皆因花类药物入药，不仅具人参、三七之功效，且具花轻飘宣散之性。在排卵障碍性不孕中，泡欲成柱，顺势而出，非通经活络之品不能速达，且须胞宫脉络及缠脉、孙络气顺血畅。故尤师在排卵期，常择轻飘宣散之人参花或三七花，配玳玳花、胎菊花、月季花、玫瑰花等花类药物增加宣散之力以助卵泡顺势排出。

（2）润巢血供，筑巢养泡：《玉揪药解》中云："三七和营止血，通脉行瘀，行瘀血而敛新血。"三七花助气血运行，气血运行通畅，心、肝、脾等内脏之间阴阳达到了平衡；同时还能平肝调肝，从而起到改善卵巢功能的作用。人参花"大补元气，补脾益肺，生津安神，益智"，因肾为生殖之本，脾胃为后天气血生化之源，故人参花能增加卵巢血供，调节肾－天癸生殖轴改善卵巢功能。且人参花性温、生津液，能补益精津、濡养女体、暖巢增液。尤师临床上对卵巢早衰、卵巢功能低下、卵巢低反应、多囊卵巢综合征、卵泡异形、子宫内膜薄等妇科疾病，处方里都用了人参花或三七花，对改善卵巢功能有很好的疗效，能护卵巢、增卵液、助卵长、养内膜，在不孕症及IVF-ET的辅助治疗中发挥重要效能。

（3）陌上花开，润养红颜：三七花具有祛瘀生肌、耐缺氧、降血脂、降血糖、抗衰老、抗疲劳、消炎镇痛、提高人体巨噬细胞吞噬功能等作用。三七花具有集治疗和保健于一体的作用特点，能增强细胞代谢能力，调节身体免疫功能，标本兼顾，使人体肌肤柔润而富有弹性，乌发生发，抗老防衰，延年益寿。尤师自拟的美容方"养颜茶"即含三七花。

《主治秘要》载人参："补元气，止泻，生津液。"故人参花亦能生津止渴。人参花冲泡而饮，苦中带甜、清爽可口、解渴、解毒，善于生津又不耗气。尤师对于黄褐斑、痤疮，兼体虚的患者常嘱用人参花泡茶，取其美容养颜、大补正气之功。

二、尤师常用花药对

1. 金银花、雪莲花——清冲任瘀热

金银花自古被誉为清热解毒的良药。味甘，性寒，气味芳香，甘寒清热而不伤胃，芳香透达又可祛邪，多用于外感风热、温病发热、痈肿疮疡、咽喉肿痛等病症，鲜有医家阐述其在妇科方面的应用。尤师根据其"清热解毒，消肿散结"的功效，将其应用于瘀血留滞，瘀热内结所致的月经不调、头面项背生痘疮者多获良效；基于金银花具有广谱抗菌作用，将其用于盆腔炎性疾病后遗症，如子宫内膜炎、输卵管积液、带下等病往往也是药到病除。在临床实际运用过程中，为了拓宽其运用范围，增强其功效，尤师往往将金银花与一些特定药配伍使用，如与连翘配伍，运用更加广泛，功效更加强大；病情较重，则请蒲公英、紫花地丁帮忙；带下量多、色黄，则邀萆薢、木槿花、鸡冠花助力；如有盆腔脓肿之类形成，则加白芷、皂角刺。

雪莲花，又称雪荷花，味甘苦，性温，有除寒、壮阳、活血、通经、止血的功效。尤师认为，女子因经孕产乳数伤于血，相对于男性患者群，多虚多瘀；加之素体阳虚，或感受寒邪而致冲任瘀阻疼痛时，应用雪莲花温而不燥，较吴茱萸、官桂之类性质和缓，为妇科寒性痛证的最佳选择。《四川中药志》记载："（雪莲花）除寒痰水饮……补血，温暖子宫。治……女子月经不调及崩带。"《新疆中草药手册》谓其："通经活血，强筋骨，促进子宫收缩。治……妇女小腹冷痛，闭经，胎衣不下……"

尤师认为"多虚多瘀"是妇科疾病的特点，因此金银花配雪莲花，既可以用金银花清冲任瘀热，又可以借助雪莲花佐制金银花的寒凉之性，二者共奏清瘀热、消炎症之功效，以达到止痛调经的疗效。

2. 月季花、玫瑰花——活血调经

月季花味甘淡、微苦，性平，入肝经，偏走血分，活血作用稍强，故月经病变多用之。月季花重活血，玫瑰花偏行气。因此，尤师临床应用多二药为伍，气血双调，调经活血。月季味甘、性温，入肝经，有活血调经、消肿解毒之功效。由于月季花祛瘀、行气、止痛作用明显，故常被用于治

疗月经不调、痛经等病症。

玳玳花又名枳壳花，尤师常用玳玳花代替枳壳，因虑枳壳破气力大，而玳玳花行气力缓，不伤阴，更适宜于体质柔弱之女性使用，临床应用广泛，凡肝郁气滞所致月经不调、乳房胀痛、下腹疼痛皆可运用。现代药理研究证明，玳玳花可以促进局部血液循环。因此，尤师治疗子宫切口假腔时运用玳玳花，可以促进切口局部血液循环，从而促进伤口愈合。

月季花与玳玳花合用，更是治疗气血不和所致月经病的良方。月季花重活血，玳玳花偏于行气。二药为伍，一气一血，气血双调，其调经活血、行气止痛之功甚好。主治妇女肝气不舒、气血失调、经脉瘀阻不畅，以致月经不调、胸腹疼痛、食欲不振，甚或恶心、呕吐等症。

3. 绿梅花、玫瑰花——疏肝理气

绿梅花，又名绿萼梅、白梅花，气味清香，味酸涩，性平，具有疏肝、和胃、化痰、解毒的功效，内科疾病多用治梅核气、肝胃气痛、食欲不振、头晕、瘰疬疮毒以及精神抑郁等。尤师认为，绿梅花理气疏肝，可用于肝经所过之妇科疾病，如泌乳素增高所致经前乳胀、泌乳；更年期心烦、失眠诸症也可以绿梅花。此外，绿梅花理气而止痛，多用于瘀血所致痛经，疼痛严重时，多将绿梅花与土茯苓、土贝母、土鳖虫为伍；若疼痛剧烈尚需加鬼箭羽破血化瘀止痛。

玫瑰花气味芬芳，具有理气解郁、活血散瘀止痛的功效。尤师认为玫瑰花和而不猛，质纯温和，具有镇静与松弛的特性，宣通郁滞而无辛温刚燥之弊，因此多用于经前期紧张综合征及围绝经期综合征的调理。玫瑰花入肝经，能疏肝理气、和血散瘀，使冲任得调，尤师临床运用玫瑰花治疗月经不调也有不错功效。若配妇科要药当归，则调经功效倍增。经期乳房胀痛，取玫瑰花舒肝解郁、和血散瘀之效，使瘀散结消，疼痛自止。

4. 百合花、木槿花、鸡冠花、凌霄花——凉血活血

百合花性微寒平，味甘微苦，有清热润肺、宁心安神的功效。《本草正义》载："百合之花，夜合朝开，以治肝火上浮，夜不成寐，甚有捷效，不仅取其夜合之义，盖甘凉泄降，固有以靖浮阳而清虚火也。"尤师常用百合花治疗经前期综合征及围绝经期阴虚有热引起的失眠。此外，出血日久引起的阴血亏虚而致皮肤干燥、口干舌红，多用百合花、玉竹、沙参之类滋阴润燥。肝肾阴亏，肾精不足不孕者，尤师多于月经后期用百合花配伍黄精、石斛以填精补肾，促进卵泡发育。

木槿花甘、苦，微寒，入脾、肺经，以治疗赤白痢疾效佳著称。尤师认为白木槿花不仅可以凉血除烦，还可清热燥湿止带，兼有活血之功效。因此可以与金银花、连翘同用治疗妇人腹痛与湿热带下病。湿邪偏重与萆薢为伍，瘀热重则与蒲公英、紫花地丁、月季花同用。此外，现代药理研究证明，木槿花还有止血之功效，因此，对于妇科出血病症，如功血、内膜息肉、子宫切口假腔等引起的出血，皆可使用此药。

鸡冠花甘凉，无毒，是一味妇科良药。尤师认为红鸡冠花具有活血化瘀、凉血止血的作用。因此，瘀热所致妇科出血病症皆可配伍应用。其次，白鸡冠花有收涩止带的功效，适用于各种赤白带下，对滴虫性阴道炎有一定的疗效。

凌霄花即紫葳花，气清香，味微苦、酸，性寒，为肝经血分药，具有行血祛瘀、凉血祛风之功能，主治月经不调、经闭癥瘕、产后乳肿、皮肤瘙痒、痤疮等病症。《本草求真》云其为"女科血热必用之药"。因此，由血瘀、血热而致经闭、癥瘕、崩漏不止、月经先期、经前心烦、经行风疹块、下腹隐痛等，尤师多用此药治疗，使热去而血自活。

5. 红花——祛瘀通经强，临床需慎用

红花，又名红蓝花，因其花红色，叶颇似蓝，故有蓝名。其味辛苦，性温，归心、肝经，为通瘀活血要剂，先贤仲景以此花泡酒制成"红蓝花酒"治疗妇科瘀血病症。尤师认为"血是女人的本钱"，"守得住一份血，就留住一份青春"，因此谨遵朱震亨对该药的评价——"多用破留血，少用养血"，临床运用颇为谨慎。精血两虚而致闭经（如卵巢早衰），用量不过5g，且多与当归、黄芪合用，以起到益气养血、行血调经的作用；痰瘀所致经闭（如形体肥胖的多囊卵巢综合征成年患者）用量不过10g，以起活血祛瘀调经的目的。

6. 胎菊、野菊——清热而祛痘疮

胎菊花又称甘菊，味辛甘苦，性微寒，能疏散风热、平肝明目、清热解毒。胎菊花为杭菊花中的上品，其性能与桑叶相似，善治头面部疾病，作用缓和。野菊花苦寒，归肝经，功能清热解毒、消肿排脓。野菊花较胎菊花味苦而性寒，往往面部疾病较重者使用。

胎菊、野菊携三七、辛夷花祛斑美容是尤师治疗痤疮常用的自拟经验方"养颜茶"。三七花具有活血、止痛、止血、祛瘀、消肿等功效。辛夷花有芳香走窜、辛散温通之功，自古为鼻渊头痛要药。每日代茶饮，若痘疮发炎红肿，则需配伍蒲公英、紫花地丁等药物加强清热之力，临床治效果明显。治疗面斑常用三七花与辛夷花，三七花能清肝热、化瘀血，通过调整女性内分泌而消面斑；辛夷花辛散温通，芳香走窜，上行头面，可以引药上行，使药达病所。二者配合使用，可治疗因妇科内分泌失调而致的面色晦暗、黄褐斑。面斑较重可加桑叶、淡竹叶；若肝郁明显，可加月季花、橘叶、玫瑰花。

三、尤氏四花汤方释

组成：金银花、百合花、玫瑰花、木槿花。

尤师认为，胞宫假腔的形成有独特的病史，病程较长，多数患者虚、热、瘀并存。治疗之时重在"通涩并用"，经期以"通"为用，以化瘀通经为主；经行 7 天以后，以"涩"为主，不可概投固涩之际，以免犯虚虚实实之戒。故采用临床有效经验方"尤氏四花汤"以益气清热、收敛疮口、祛瘀调经。此方中，益气之品助正气以收敛疮口且兼摄血止血之功，清热药使瘀热与虚热皆消，有助于切口愈合；收涩之药一为止血，二为敛疮，收涩药与益气理气、清热祛瘀之品同用，可以起到敛口止血不留瘀的作用。尤其注意祛瘀要慎用活血动血之品，避免延长出血时间，加重病情。全方益气与清热同行，收涩与化瘀为伴，使疮口收敛，假腔渐愈，瘀血去而经血调。

服用方法：月经周期第 4 天始服，每日 1 剂，连服 10～14 天，3 个月经周期为 1 个疗程，可继服 2～3 个疗程。

（周航　耿静然　王洋　整理）

第四节 药食同源，治病防病

中医学素有"药食同源"之说，随着社会的发展，现代人对健康及养生保健观念的不断加强，饮食疗法作为一种预防及辅助治疗疾病的方法已被大众广泛接受。《黄帝内经》谓："大毒治病，十去其六；常毒治病，十去其七；小毒治病，十去其八；无毒治病，十去其九；谷肉果菜，食养尽之，无使过之，伤其正也。"唐代孙思邈云："安身之本，必资于食；救疾之速，必凭于药。不知食宜者，不足以存生也；不明药忌者，不能以除病也。……夫为医者，当须先洞晓病源，知其所犯，以食治之，食疗不愈，然后命药。""食能排邪而安脏腑，悦脾爽志以资气血。"。

尤师认为，人有五行之人，又分九种体质，食物有五色、五味，应在五行生克制化理论指导下选择食物。同时不忘因时、因地、因年龄、因病调制。"药食同治""食助药力"，临床予以花药、叶药轻轻宣散之品，时时呵护脾胃。

一、食疗立论依据

食疗是中医各种治疗方法中重要的组成部分，历代医家均非常重视食疗在医疗上的作用，扁鹊曰："为医者，当须先洞晓病源，知其所犯，以食治之，食疗不愈，然后命药。"因此食疗可概括为两方面作用：其一，根据患者的需要，合理调服食物中所含营养以及科学的烹调，使其在治疗过程中，起到辅助作用；其二，食物与药物合理配方，经过烹调，使其对疾病起到治疗作用。

1. 人的体质与饮食

根据人的体质不同，饮食应有宜忌，尤师将女性体质分为九种，不同体质在疾病性质、转归、预后均有不同之处，故对于饮食选择上及其重要（详见上篇"九型体质，分而论证"部分）。

2. 女人以血为本，以肾为根

尤师认为女人以血为本，女性一生因月经、妊娠、分娩、哺乳等特殊生理阶段而数伤于血，生理上常表现出"有余于气，不足于血"的特点。故女性平日应注重补血养血，遵循药补不如食补、依体质特性进补的原则，注重饮食调理，以食养血，勿过食辛辣、热燥食物，以免阴血耗伤。血病的调理和治疗应"据因"而变，原则上宜调、宜理，适当用补，切忌使用辛温燥血、耗血动血的食品和药品，绝不可一概以药、膏进补，无端变生他疾。女人以肾为根，肾藏精，精化气，肾之精气是维持女性机体阴阳平衡的根。肾主生殖、主胞宫、主津液；肾也是生长、生育、生殖的根本。《黄帝内经》以七岁为一个生理年龄段，肾主宰着女性生长、发育、衰老的过程，女子一生的自然盛衰现象，实际上是肾自然盛衰的外在表现。以肾注释卵巢的理解：女性 35 岁时卵母细胞的数量与质量开始加速减少和衰退，37 岁时卵泡加快闭锁，38 岁时明显迅速减退，故注重肾的保养就是助卵护巢，调理和治疗时识别病变的前因后果，切勿滥用补肾壮阳之品。肾为水火之宅，肾中阴阳相互依存，相互制约，以维系女性体内阴阳平衡和功能正常；调理和治疗应滋阴平阳，助阳谐阴，以"和"为贵，切勿过用燥补、滋腻之品。

女人如花，女人整个生命周期里，盛衰的变化非常明显；要注意不同的"花期"、不同的"花季"，走出"跟风"的种种误区。女人似水，中医称女子每月一次的月经为"经水""月水"，称周身之循环血液为"血海"，称肾阴为"肾水"，当然，首先应以保"水"为前提，让"血海满盈"，让肾水充足。要忌燥、热、寒、腻食物，以免伤"水"、损身。

二、药食同治，病、证结合施治

纵观历代养生论著，对食养均主张以饮食有节、清淡薄味为宜，并强调食后将息，情绪畅达，则四季脾旺不受邪，才能"尽终天年，度百岁乃去"。病症的饮食宜忌是根据病症的寒热虚实、阴阳盛衰，结合食物的四性、五味、升降浮沉及归经等特性来加以确定的，原则是要达到治疗疾病和保护健康的目的。尤师根据多年临床经验，针对月经不调、痛经、出血性疾病、多囊卵巢、卵巢早衰、带下病（妇科炎症）、恶性肿瘤等疾病提出了不同体质的饮食宜忌。

1. 辨证食疗

尤师认为最好的养生方法不是吃最贵的、补最好的，而是清清楚楚、明明白白知道自己是什么体质，找到最适合自己的方法，因人、因时、因地养生食疗（具体参见上篇"辨体论治养生"部分）。

2. 辨病食疗

女子有经、带、胎、产、乳等特殊生理活动，尤师以基本病机为纲，辨病施治，进行药膳调养，既针对了疾病本身，又兼顾了女性的特殊生理，简单易行（各妇科疾病饮食宜忌详见本章第五节"女科疾病饮食宜忌"部分）。

尤师针对不同患者、不同时期予以不同食疗煲：如多囊卵巢综合征、不孕症多用暖巢煲，以暖巢填精，护卵养泡；卵巢功能低下，尤师在予以中药汤剂治疗的同时，配合予以中药食疗煲，如养泡煲、增泡糊及养春粥交替调理。增泡糊予以相关药物及食物打成粉，予以开水冲服，功用填精增液、助卵养泡。养春粥予以蛤蟆油分次煮粥食物。有生育要求者一般于同房后 6 天可予着床煲以护卵养膜，助胚着床。

三、尤师常用食疗系列煲

在传统食疗观念中，人们认为汤水具有固体食物不可替代的食疗功效。尤师认为煲汤所用皆药食同源之品，常服汤能改善人之体质，然药物久煎，药性必缓，适合 ART 相关患者，故在辅助治疗中，尤师尤擅采用"食疗煲"。以中医药膳食疗煲为治疗手段，达到改善卵巢状态，提高卵子、胚胎的数量与质量，帮助胚胎着床，改善 ART 不良状况，提高 ART 成功率的目的。

1. 暖巢填精，护卵养泡

暖巢煲：黄芪、巴戟天、耳环石斛、黄精等 10 味。

分析：黄芪是补气的要药，味甘，性温，归脾、肺经，黄芪有益气固表、敛汗固脱、托疮生肌、利水消肿之功效，用于治疗气虚乏力、中气下陷、久泻脱肛、便血崩漏、表虚自汗等，在此为君药取补中益气升阳之义。巴戟天，味辛甘，性微温，归肝、肾经，补肾助阳，祛风除湿，强筋壮骨，主治肾虚阳痿、遗精早泄、少腹冷痛、小便不禁、宫冷不孕、风寒湿痹、腰膝酸软、风湿肢气，用为臣药，取《景岳全书》赞育丹补肾壮阳、《经验方》毓麟丸女子不孕之方义。耳环石斛，性微寒，味甘，归胃、肾经，功能益胃生津、滋阴清热，用于阴伤津亏、口干烦渴、食少干呕、病后虚热、目暗不明。《本草新编》曰石斛，本非益精强阴之药，乃降肾中命门虚火之药也，去火之有余，自然益水之不足，泻肾中之虚火，自然添骨中之真水矣，故曰：强阴而益精，石斛之补肾，岂及熟地，然以轻虚之体，潜入于命门阴火之中，能引入命门之火，仍归于肾，舍石斛更无他药可代。黄精性味甘平，归脾、肺、肾经，具有补气养阴、健脾、润肺、益肾的功能，用于治疗肾亏腰膝酸软、脾胃虚弱、体倦乏力、口干食少、肺虚燥咳、精血不足、内热消渴等症，此方用为补肾之佐药。

主治：用于内分泌与免疫功能失调所致的卵巢功能不良、卵巢早衰、子宫内膜薄等症。

2. 填精增液，助卵养泡

养泡煲：党参、黄芪、黄精、莲肉、山药等8味。

分析：党参性平，味甘、微酸，归脾、肺经，功能补中益气、健脾益肺，用于治疗脾肺虚弱，气短心悸，食少便溏，虚喘咳嗽，内热消渴。此处和黄芪共用为君药，用以健脾益气生津。重用黄精为臣，用以健脾益气、补肾填精。莲肉味甘涩，性平，归脾、肾、心经，具有补脾止泻、益肾涩精、养心安神之效，用于脾虚久泻、遗精带下、心悸失眠。山药味甘，性平，归脾、肺、肾经，具有补脾养胃、生津益肺、补肾涩精的作用，用于脾虚食少，久泻不止，肺虚喘咳，肾虚遗精，带下，尿频，虚热消渴；和莲肉共用为佐药，用以补肾涩精。

主治：用于内分泌与免疫功能失调所致的卵泡发育不良、卵泡发育异常等症。通过调肝滋肾，清心安神，调和阴阳，助卵长养，募集多个卵泡，并使卵泡生长同步化，以利于获取较多的优质卵泡用于 ART。

3. 养心安神，护卵安泡

降调煲：太子参、山茱萸、精乌枣、百合花等8味。

分析：太子参味甘、微苦，性平，归脾、肺经，功能体润性和、补气生津，主治脾虚食少、倦怠乏力、心悸自汗等症，此处用以为君药，起养阴安神之效。山茱萸味酸涩，性平、微温，入肾、肝二经，功能温肝经之血，补肾脏之精，暖腰膝而助阳气，经候可调，实益阴之圣丹、补髓之神药，用之以温肾安胞为臣药。精乌枣补中益气，养胃健脾，养血壮神，润心肺，调营卫，生津液，调和百药。百合花性微寒，味甘、微苦，有清热润肺、宁心安神的功效。《本草正义》载："百合之花，夜合朝开，以治肝火上浮，夜不成寐，甚有捷效，不仅取其夜合之义，盖甘凉泄降，固有以靖浮阳而清虚火也。"此方百合和乌枣并用为佐，取其养心安神之效。玫瑰花行气力缓，不伤阴，更适宜于体质柔弱之女性，临床应用广泛，凡肝郁气滞所致月经不调、乳房胀痛、下腹疼痛皆可运用。

主治：用于试管降调阶段服食。自然周期、拮抗、短方案切勿服用。降调期间用中医辅治，以不影响降调效果为治疗准则，不使用活血化瘀、通经活络、温补肾阳、暖巢动卵之品。同时注意饮食清淡，宜食富含维生素、蛋白类营养的食物；忌食油炸、烧烤、辛辣之品；忌狗、羊、牛肉。

4.暖巢填精，助卵养泡

促排煲：黄精、巴戟天、三七花、百合、莲肉等8味药。

分析：全方重用黄精，补肾填精、温养胞宫为君药，臣以巴戟天补肾助阳，以达到补肾而行天癸之效。三七花性凉味甘，具有活血、止痛、止血、祛瘀、消肿清热、平肝等功效，此方用为佐药，取其通络之效，而其为花药，性轻而效缓，不易伤本。百合味甘，性微寒，归心、肺经，功能养阴润肺、清心安神。莲肉味甘涩，性平，归脾、肾、心经，具有补脾止泻、益肾涩精、养心安神之效。此处三药合用为佐，共奏宁心安神、调经促排之效。

主治：用于试管促排卵阶段服食。促排期间的中医辅治，应促进优质卵泡生长同步化、快速发育和长养，以利于顺利取卵。以不影响卵泡同步长养、卵泡数量为治疗准则。故一般不使用活血化瘀、通经活络、收敛固涩、凉巢寒宫之品和疗法。

5.护卵养膜，助胚着床

着床煲：党参、黄芪、龙眼肉、三七花等10味药。

分析：胚胎着床是胎孕的重要过程，又称为植入，是指胚胎侵入子宫内膜的过程，主要取决于胚胎侵入能力及子宫内膜容受性这两个重要因素。从中医理论来看，主要是由于气虚失去固涩之功，血虚失去温养之效所致。方用性平之党参为君药，取其补中益气、健脾益肺之功用，以期达到稳固胎元之效。黄芪为补齐安胎要药，本方用其补气固涩，同时助党参补脾生血，以温养胎盘。龙眼肉味甘，性温，入心、脾经，本方取其补益心脾、养血宁神之效。用性轻效缓之三七花为引经药，引药性入血海，固胎元，促着床。

主治：用于试管移植阶段，需在医师指导下服用。移植期间的中医辅治以促进胚胎着床、内膜长养、两便正常为治疗准则。故切勿使用活血化瘀、通经活络、凉巢寒宫、伤胎碍胎之品和疗法。

6. 健脾补肾，养血安胎

安胎煲：党参、黄芪、莲肉、枸杞等8味药。

分析：盖妇人妊娠，气血为本。脾胃者，后天之本也，气血生化之源，脾虚则无以生血，血虚则无以养胎，胎失所养，故动也。所以本方重用党参为君药，意在补脾益气生血；同时重用黄芪为臣，共奏补中益气之用，以期生血有源，胎元得养。莲肉味甘涩，性平，归脾、肾、心经，具有补脾止泻、益肾涩精、养心安神之效，用于脾虚久泻、遗精带下、心悸失眠。枸杞味甘，性平，归肝、肾、肺经，功能养肝滋肾润肺，主治肝肾亏虚之头晕目眩、目视不清、腰膝酸软、阳痿遗精、虚劳咳嗽、消渴引饮。

主治：用于先兆流产、稽留流产、习惯性流产、妊娠腹痛、胎动不安等症。妊娠期间的中医辅治以促进胚胎长养、谨防子宫内膜失养和出血、两便正常为治疗准则。故切勿使用通经动血、凉巢寒宫、伤胎碍胎之品和疗法。

（周航 耿静然 整理）

第五节 女科疾病饮食宜忌

纵观历代养生学论著，对食养均主张饮食有节，以清淡薄味为宜，并强调食后将息，情绪畅达，则四季脾旺不受邪，"尽终天年，度百岁乃去"。病症的饮食宜忌是根据病症的寒热虚实、阴阳盛衰，结合食物的四性、五味、升降浮沉及归经等特性来加以确定的，以达到治疗疾病和保护健康的目的。女子有经、带、胎、产、乳等特殊生理活动，尤师辨病施治，进行药膳调养，既照顾了整体，又体现了疾病的特殊性，提纲挈领，简单易行。

一、月经病

临床常见的月经病有月经不调、痛经、崩漏、闭经、月经前后诸证等，尤师治疗以"谨察阴阳所在而调之，以平为期"为原则。

宜：月经来潮前饮食宜清淡，摄入易消化并富含营养之品；月经来潮时宜进含铁丰富、润肠通便之物，如鱼、蛋、猪肝、豆制品、新鲜蔬菜、花生仁、蜂蜜等。

忌：月经来潮时忌浓茶及生冷辛辣酸敛之品；月经过少或月经推迟者忌多食生冷之物，如冷饮、苦瓜、黄瓜、凉拌菜等；月经过多或月经提前者忌辛辣刺激动血之物，如辣椒、桂皮、狗肉、羊肉、白酒等；有痛经者忌多食酸性食物，如食醋、李子、柠檬、梅子、山楂等。

二、带下病

"夫带下俱是湿症"，尤师究其因责于脾肾之虚及湿热下注。选用食疗予以调理而达到除湿止带之效。

1. 体虚带下

表现为白带量多、清稀如水，小腹部发冷肿胀，或隐隐作痛，并伴有面色黄白，身体乏力，手足不温，或大便溏软。

宜：猪髓、鹿胎、鹿茸、山羊肉、羊肾、羊胰、阿胶、鲤鱼、蚌肉、蛤蜊、猪瘦肉、牛肉、鸡蛋、豆浆、牛奶、燕窝、银耳、栗子、胡桃等。

忌：荸荠、生萝卜、生藕、生黄瓜、生胡萝卜、柿子、柿饼、莼菜、地耳、浓茶等。

2. 湿热带下

表现为带下黄白或黄赤，液质黏稠有臭味、量多，小腹胀疼或有热感，甚或阴道瘙痒，并伴有口苦，恶心欲吐，饮食不香。

宜：丝瓜、裙带菜、荠菜、甜菜（君达菜）、苋菜、马兰头、绿豆、赤小豆、薏苡仁、紫菜、荸荠、旱芹、菊花脑、冬瓜、西瓜等。

忌：芥菜、芥末、洋葱、辣椒、茴香、桂皮、花椒、胡椒、人参、冬虫夏草、烟、酒等。

三、多囊卵巢综合征

尤师认为多囊卵巢综合征患者的饮食宜忌尤其重要，合理的饮食习惯是辅助治疗的关键，患病后应改变生活方式，调整饮食，控制体重。

宜：饮食清淡，进食高蛋白或低碳水化合物的低热饮食。

忌：动物内脏；富含锌的食物，如豆类、小米、萝卜、牡蛎、牛肉、鸡肝、羊排等；富含精氨酸的食物，如鳝鱼、泥鳅、海参、墨鱼、章鱼、蚕蛹、冻豆腐；含钙食品，如虾皮、咸蛋、芝麻酱等；辛辣刺激的饮食、甜食等。

四、卵巢功能低下

当今，相当一部分女性在 40 岁以前都会出现卵巢过早衰退，且该趋势日益低龄化，养护卵巢非常重要，尤师非常重视食疗的辅助治疗。

宜：豆制品、蔬菜、水果、牛、羊肉、红枣、墨鱼、桃仁等；蜂乳或蜂皇浆，开水冲服；多饮牛奶，多食鱼、猪皮、蔬菜、莲子、黑木耳、山药、大枣、百合、黄豆、赤豆、黑豆、绿豆、薏苡仁、玉米、杏仁、阿胶、红薯、麦片等。

忌：过食酸涩之品。

五、不孕症

尤师认为不孕症的饮食应遵循月经周期的不同而有相应的变化。

1. 平日饮食

宜：动物内脏；富含锌的食物，如豆类、花生、小米、萝卜、大白菜、牡蛎、牛肉、鸡肝、蛋类、羊排、猪肉等；富含蛋白质及维生素的食品，如瘦肉、鸡蛋、新鲜蔬菜、水果；富含精氨酸的食物，如鳝鱼、鮎鱼、泥鳅、海参、墨鱼、章鱼、蚕蛹、鸡肉、冻豆腐、紫菜、豌豆；含钙的食品，如虾皮、咸蛋、乳类、蛋黄、大豆、海带、芝麻酱等。

忌：烟、酒、咖啡、烤肉等。

2. 排卵前期

宜：清淡饮食，多食富含维生素、蛋白类的食物。

忌：油炸、烧烤、辛辣之品。

3. 排卵前后

宜：虾皮、鸽肉、鹌鹑肉及蛋、豆浆及豆制品等。

忌：生冷酸涩之品。

4. 排卵后期

宜：清淡饮食。

忌：油炸、烧烤、辛辣之品；狗、羊、牛肉；大温、大燥和有毒之品。

5. 确诊妊娠后

宜：富含维生素、蛋白类营养的食物。

忌：油炸、烧烤、辛辣之品。

六、IVF-ET中医辅助食疗

1. 进周前

针对不同疾病予以治疗，经期调痼疾，经后暖巢、助卵、填精，注重巢、泡、膜同治，精与血共养，暖巢养泡、助卵育泡，以望有卵泡生长、有卵泡可排出，提高行IVF-ET的妊娠率。尤师建议须调至基础体温测试有双相、有排卵，B超提示有5～7个以上卵泡，排卵期有排卵及子宫内膜达到8mm以上，内分泌检查FSH<15U/L，达到要求者，建议可以进周。

2. 进周后

（1）**降调期**：此期药物使卵泡发育暂时不被启动，而处于相对静止的状态。尤师认为应调肝健脾，清心安神，调和阴阳，抚卵静养。

宜：清淡饮食，多食富含维生素、蛋白类的食物。

忌：油炸、烧烤、辛辣之品；狗、羊、牛肉。

（2）促排卵期：本期主要使处于始基卵泡阶段的卵细胞同时发育，以便取得更多、更均衡的优质卵泡。尤师认为应益肾助卵、温阳通络，促进优质卵泡生长同步化、快速发育和长养，以利于顺利取卵。健脾益气，交通心肾，助膜同步长养。

宜：虾皮、鸽肉、鹌鹑肉及蛋、豆浆及豆制品等。

忌：生冷酸涩之品。

（3）**移植后期**：移植后期是指在取卵后，胚胎移植到子宫监测血清是否妊娠的一段时间，本期是关系孕育成功的关键，是人工辅助生殖技术成功的瓶颈，受多种因素的制约。尤师认为辅治健脾滋肾，聚精助膜，益气摄胎，加速取卵后子宫内膜的长养，尽可能与ET胚胎发育同步，增强子宫内膜黏附能力，促进胚胎种植和生长。

宜：清淡饮食。

忌：油炸、烧烤、辛辣之品；狗、羊、牛肉；大温、大燥和有毒之品；

（4）**确定早孕后**：人工辅助生殖技术的流产率显著高于自然妊娠的孕妇，尤师以健脾、补肾、清热为治疗法则。

宜：富含维生素、蛋白类的食物。

忌：油炸、烧烤、辛辣之品。

七、产后

尤师认为产妇分娩后的食疗，也应根据生理变化特点循序渐进，不宜操之过急。尤其在刚分娩后，脾胃功能尚未恢复，乳腺开始分泌乳汁，乳腺管还不够通畅，不宜食用大量油腻催乳食品；遵循"产前宜清，产后宜温"的传统，在烹调中少用煎炸，多食用易消化的带汤的炖菜；食物以偏淡为宜，少食寒凉、酸敛收涩之品；避免进食影响乳汁分泌的麦芽、麦乳精、啤酒等。

八、围绝经期

围绝经期女性多为肾气衰退，阴阳失调，冲任亏虚。尤师推荐：谷类，如玉米、荞麦、燕麦等；豆类，首推大豆，其含异黄酮等5种抗癌物质，能预防乳腺癌；菜类，如胡萝卜、南瓜、熟西红柿等。

九、出血性疾病

宜：清淡饮食；多食富含维生素 C 的新鲜瓜果、蔬菜；经前期宜食包心菜、韭菜、芹菜、橘子等；经前、经后均可食用海带、干枣、豆腐皮、高粱、薏苡仁、羊肉、苹果等。

忌：暴饮暴食；辛辣及过于寒凉之品；经期禁忌的食品有肉桂、花椒、丁香、胡椒、辣椒、蕨菜、黑木耳、兔肉、火麻仁等。

十、子宫肌瘤

宜：清淡饮食，多食瘦肉、鸡肉、鸡蛋、鹌鹑蛋、甲鱼、白鱼、白菜、芦笋、芹菜、菠菜、黄瓜、冬瓜、香菇、豆腐、海带、紫菜、水果等。

忌：辣椒、麻椒、生葱、生蒜、白酒等刺激性食物及饮料；羊、虾、蟹、鳗鱼、咸鱼、黑鱼等发物；热性、凝血性和含激素成分的食品。

十一、恶性肿瘤

宜：甲鱼、乌龟、海龟、青鱼、水蛇、虾、白花蛇、桑葚、无花果、荔枝、胡桃、瓜蒌、马齿苋、豆豉、橄榄、杏仁、丝瓜等。

忌：狗肉、韭菜、鲤鱼、鲫鱼、莴苣、笋子、猪蹄、南瓜等发物；过食油炸、肥腻、烟熏、烧烤食物；烟、酒、辛辣刺激品；霉变、腌制食物等。

（周航　江佩龄　整理）

第六章　外治心悟

中药外治法是中医治疗学的重要组成部分，其使用由来已久，是指将药物直接作用于患处或相应穴位，从而达到治疗目的的一种方法。与传统口服药物治疗相比，外用疗法可以避免肝脏首过消除效应，降低药物在体内的毒性和副作用，减轻对患者身体和心理的影响，且综合治疗，内外同治，能达到较单一治疗途径更为满意的效果。中医内病外治是传承已久的给药途径，如《理瀹骈文》云："外治之理，即内治之理，外治之药，亦即内治之药，所异者，法耳。"妇科外治法经过多年的传承沿用至今，在诸方面都有了很大的发展，除了临床常用的外阴冲洗、阴道纳药等外，还包括外敷法、中药保留灌肠、药物离子导入、中药穴位注射、介入疗法等。

尤师认为，妇科病的发病特点多为局部病变，部位固定不移，且病灶距离体表较近。在治疗上，应充分利用各种给药方法，重视内外兼治，除了运用内服药进行机体的综合调治，还应在此基础上配合外用药来治疗。局部外治法可使局部药物浓度增高，有效成分可通过局部皮肤黏膜直接吸收进入人体循环，避免胃肠道酶类物质对药物的破坏作用，还可提高药物的生物利用度，减少给药次数，促进局部病灶组织的修复和再生，并能促进局部血液循环，改善局部组织的营养状态。

一、外治法常见应用

经过多年的探索和研究，尤师积累了丰富的妇科外治法的临床经验，取得了良好的疗效。妇科疾病的病变部位主要集中在前阴及下腹部，外治法主要运用的是外敷法、熏洗法及保留灌肠法。

1. 外敷法

外敷法是指将药物研成粉末袋装，加热后敷于体表病变部位，通过病灶局部皮肤的渗透到达深层组织，并由经络传导，内达脏腑，使病变局部迅速达到较高的药物浓度，以疏通气血，开结行滞，调节脏腑功能，从而达到治疗目的的治法。如《太平惠民和剂局方》中记载"若其病既有定所，在皮肤筋骨之间，用药包敷之，闭塞其气，使药性从毛孔而入其腠里通经贯络，或提而出之，或攻而散之，教服药尤为得力。"此法临床应用广泛，尤师主要用于输卵管积水、宫腔粘连、子宫切口假腔疾病，在盆腔炎性疾病、痛经、子宫内膜异位症等疾病的治疗上，亦可采用相应的中药外敷以缓解局部症状，减轻患者的痛苦，提高临床疗效。

尤师自制外敷包主要以乳香、没药、艾叶、大血藤、虎杖、水蛭等通络温胞之品为主，尤师认为经期胞宫血海由满而溢，经血潮注，重阳转阴，正是调气活血、除旧生新的最佳时期，故主张于经期使用，使用时嘱患者将外敷包浸湿并加热，敷于下腹部或患侧局部，使药性借温热之力渗透皮毛腠理，循经走络，直达病所，达到治疗的目的。

2. 外洗法

外洗法是指将药物煎汤，在皮肤或患处进行熏蒸或洗涤以治疗疾病的方法，此法疗效确切且毒副作用小。尤师在临床上，多将此法与内服法结合使用，主要用于细菌性阴道病、尖锐湿疣。同时在治疗子宫脱垂、外阴瘙痒、外阴炎等疾病亦常采用中药外洗法，临床中均能取得良好的疗效。

《丹溪心传》云："有诸于内，行诸于外。"人体是一个有机整体，大多数疾病虽病在脏腑，但因机体表里相应、内外相通，故临床多表现为皮肤局部的病变，且因女性解剖位置特殊，临床上外阴局部疾病亦有很多，使用外洗法局部用药，药物可直接作用于患处，疗效迅速且简便易行。尤师自制中药外洗方则主要以清热解毒、利湿止痒、消肿止痛之药为主。

3. 中药保留灌肠法

中药保留灌肠法（图6-1）是将中药汤剂经肛门灌入，保留在直肠或结肠内，通过肠黏膜吸收，以治疗疾病的方法。本法可使药物通过肠黏膜吸收，直接进入盆腔血液循环，使盆腔处于高血药浓度状态，较口服药物吸收更快，且简单方便，能提高药物利用度，适合不愿意长期口服药物的患者。临床中，尤师主要用于治疗子宫内膜异位症、盆腔炎性疾病。常选用的中药药对有乳香—没药、九香虫—水蛭、虎杖—马鞭草等，主要以理气止痛、化瘀消癥为主。

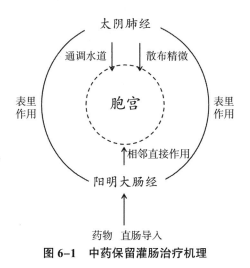

图 6-1 中药保留灌肠治疗机理

尤师认为，妇科疾病反复多变，治疗难度大，治疗疗程长，且病变部位多在局部，内服中药难直达病所，且服药时间较长，易伤及胃气，患者难以坚持。而外治法能使药物直达病所，临床中常取得良好疗效。

二、耳穴贴压

耳穴疗法（图 6-2）是指在耳郭穴位上用针刺或其他方法进行刺激以诊治疾病的一种方法。是中医针灸学的一个重要组成部分，也是中医学宝库中的珍贵遗产。分布在耳郭上的穴位，可以作为针灸的刺激点治疗各部病症；出现在耳部的阳性反应点，也可以作为诊断的参考。耳与经络、五脏六腑及全身各部位都有紧密联系，耳穴贴压可通过调节相关经络的功能，以调理脏腑阴阳、运行气血，起到诊断与治疗的作用。耳穴疗法包括耳穴埋豆法、毫针法、埋针法、电针法、刺血法等。耳穴埋豆法是耳穴疗法中最常见的一种方法，其治疗范围较广，操作方便，效果良好。具有刺激效应稳定、持久、无创伤、灵活等特点。在临床妇科疾病的治疗中也越来越广泛。

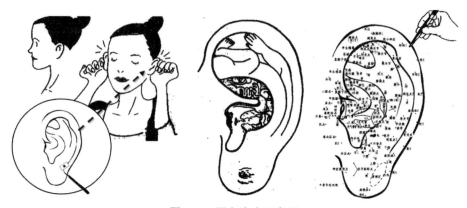

图 6-2　耳穴治疗示意图

（一）耳穴埋豆法与中医性腺轴

1. 耳与经络的关系

《灵枢·素问》曰："耳者，宗脉之所聚也。"朱丹溪谓："十二经，上络于耳。"经脉有运行气血、联络脏腑、沟通上下内外、调节阴阳、联系机体各部的作用。人体十二经络的气血运行皆上行于耳，耳是人体经络经过、会合和终止的场所。耳穴治疗之所以能够治疗远隔部位的病症，是由于它们之间存在着经络的内在联系。中医性腺轴具有广泛的经络联系。冲、任两脉均属奇经八脉，二脉皆起源于胞中，与生殖系统有直接的联系。《素问·奇病论》曰："胞络者，系于肾。"女性的内生殖器主要为女子胞，肾主生殖，故女子胞属于肾主的范畴，而女子胞有其附属组织，称为胞络，胞络是系于生殖器的，胞络之外，还有胞脉。肾、冲脉、任脉皆与胞脉、胞络有广泛联系。由于耳与经络联系密切，故性腺轴中任何一个环节发生病变，都可以通过经络反映到耳郭的有关区域。反之，利用耳穴疗法作用于耳部的阳性反应点，反复持续压迫，可疏通经络，使脉道滑利，气血通畅，以达到祛除病症、减轻症状、提高疗效的目的。

2. 耳与脏腑的关系

耳与五脏六腑有着极为密切的生理关系，而其中与肾脏的关系最为密切。《灵枢·五阅五使》记述："耳者，肾之官也。"人体各脏器组织在耳部均有一部分分布区域，当脏腑组织出现病变时，在相应的分布区域都有相应的阳性反应点，此时使用耳穴疗法作用于阳性反应点，就能治疗相应脏腑的病变。在中医性腺轴中，肾为主导，当肾的功能失调，产生各种妇科疾病时，就会在耳部肾脏区域出现阳性反应点。而肾与诸脏关系密切，互相联系，不可分割，任何一脏发生病变都能影响到肾；反之，肾的功能失调，也会影响其他脏腑的功能。此时，用耳穴疗法贴压相应反应点，就能起到调节脏腑功能、调和气血阴阳的目的。

（二）耳穴埋豆疗法的应用

尤师认为妇科疾病的病机复杂，既有脏腑功能失常又有气血失调，并发症多，都直接或间接导致肾－天癸－冲任－胞脉损伤，可采用耳穴埋豆法配合药物治疗，通过辨证取穴，刺激病变脏腑的相应穴位，以调和脏腑、调理气血。临床上，尤师主要使用耳穴埋豆疗法治疗 IVF-ET 前后、卵泡发育异常、经行头痛等疾病（详见下篇）。

（周航　王卫红　整理）

下 篇

第七章　传统疾病

第一节　月经病

一、崩漏

妇人血证中，崩漏以其常见性、复杂性、难治性而首当其冲。尤师认为此病证总属月经病范畴，对之西医则为异常子宫出血（abnormal uterine bleeding，AUB），但由于时代的发展，一些现代疾病，如宫环所致异常子宫出血、剖宫产后子宫切口假腔等亦表现为经血非时而下、淋漓不尽，故尤师诊治此病时，善于将西医辨病与中医辨证相结合，采用病证结合与辨证用药的方法诊治崩漏。

（一）中西合参辨病

崩漏乃经血非时暴下不止或淋漓不尽，是月经周期、经期、经量严重失常的病证。崩与漏虽经常合称，但二者的表现有所区别，《诸病源候论·妇人杂病诸候》中首次指出了崩与漏的区别："血非时而下淋漓不断，谓之漏下；忽然暴下，谓之崩中。"尤师认为崩漏应该归属于月经病的范畴，其他病证所导致的似崩似漏的下血证，不属于本病的范畴。崩漏的证候与西医所云之排卵障碍及子宫内膜局部异常所致的 AUB 相近，此两类 AUB 主要是由于身体内分泌功能失调而引起的子宫异常出血，而生殖器并无明显的器质性病变，故尤师认为在诊治崩漏时，应首先区别妊娠、癥瘕、外伤等导致的子宫异常出血，强调借助西医实验室检测手段排除全身或生殖系统器质性疾病引起的出血及医源性（宫环）异常子宫出血的重要性，其中尤其重视基础体温（basal body temperature，BBT）在整个诊疗过程的重要性。

1. 巧用基础体温

BBT 是判断排卵及黄体功能最简单、最经济、无损伤并较准确的方法，不仅可以判别功血的类型，还是观察药物对黄体功能影响的重要手段。BBT 单相提示无排卵，双相提示有排卵。从体温上升时间和持续时间的长短又可得知排卵的时间和黄体寿命维持的时间。如黄体功能不足者，一般表现为：移行期（由高温到低温）> 3 天；高温期 < 11 天；高低温相差 < 0.3℃；1/4 高温相波动 > 0.1℃；1/2 高温末期（经前期）少量出血等。而黄体萎缩不全的 BBT 则呈不典型双相型，表现为体温下降延迟或下降缓慢。这些均可通过 BBT 图看清楚。

2. 善用现代诊疗技术，重视鉴别诊断

尤师认为，随着现代科学技术的发展，如宫环所致子宫出血、剖宫产后子宫切口假腔等现代疾病亦表现为经血非时而下，淋漓不尽等，故崩漏之辨病，除了与传统的妊娠、癥瘕、外伤等所致子宫异常出血相鉴别外，还需要与上诉因素所致的子宫异常出血相区别；尤其指出的是，凡妇人崩漏之血证，均需首先排除生殖系统恶性病变、凝血功能障碍等严重疾病，以免贻误诊治，确诊排卵障碍及子宫内膜局部异常所致 AUB 后，方可按崩漏辨证论治。现代诊疗技术，如实验室检查、B 型超声波、诊断性刮宫、宫腔镜检查等，均可很好地协助诊断。

尤师认为，崩漏的原因多端，病变非一脏一腑，常是因果相干，气血同病，多脏受累，其核心病机主要是虚（肾虚、脾虚）、热（虚热、实热、湿热）、瘀（郁），三者或单独成因，或复合成因，或互为因果，导致冲任损伤，不能制约经血，胞宫蓄溢失常，经血非时而下。疾病起病之初，常可见血热证候，但随着病情发展，出血量多或日久不净，迁延难愈，往往会伤及阴血而表现为阴虚血热。无论实热或虚热，病情发展都会导致气血

两虚或气阴两伤。而淋漓不尽者，又多合并瘀血阻滞。总之，在崩漏发病过程中，常发生病机转化和反果为因，即因果相干，气血同病，多脏受累，其本在肾。

（二）特色辨治

尤师治疗崩漏常根据病情的缓急轻重、出血的久暂，采用"急则治标，缓则治本"的原则，对急性出血期，提出治崩宜固摄升提，不宜辛温行血，以免失血过多导致阴竭阳脱；治宜养血行气，不可偏于固涩，以免血止成瘀。血止后，常根据冲任损伤之病因病机、证候表现，辨证分型，以补肾为主，兼以调肝、扶脾、化瘀，或结合西医促其排卵，恢复月经周期。

1. 治崩——益气摄血，固崩止血

尤师认为，崩漏之急在崩中，暴崩之时，治疗首要在于止血，分秒必争，中西结合，共奏止血之力。尤师认为其病机仍不外乎气虚、血热和瘀阻三个方面，而暴崩之际又以气虚不摄为主，中医治疗以益气摄血为要，佐以养阴清热、化瘀止血。因气能摄血，故止血以益气为主、以益气为先，此乃"有形之血不能速生，无形之气所当急固"。精血津液皆属于阴，失血必伤阴，阴虚则生内热，热扰冲任则迫血妄行，故此时养阴有宁血之意。"塞流"以止血不留瘀为目标，故炭类药物的选择以化瘀止血为主。尤师结合多年临床经验，自拟宫血宁方，组成药物如下：

党参、黄芪、仙鹤草、地榆炭、生蒲黄、茜草炭、阿胶、炙龟板、乌梅炭、荆芥穗、陈皮、白术、甘草。浓煎频服。

方释：方中党参、黄芪相须配对，补气之力倍，且一走一守，阴阳兼顾，一动一静，相伍为君，共奏益气摄血之功。仙鹤草、生蒲黄、地榆炭、茜草炭四味收涩止血之药各具特色：仙鹤草止血兼能补虚，生蒲黄、茜草炭止血更能化瘀，地榆炭、茜草炭止血而能清热，紧扣崩漏虚、热、瘀之病机特点，塞流与澄源并举，为臣药，《济阴纲目》云："止涩之中须寓清凉，清凉之中须破瘀解结。"阿胶味甘，性平，入肝、肾经，能滋阴润肺、补血止血，用于多种出血证，止血作用良好，且为补血佳品，对出血而兼见血虚阴虚者尤为适宜。龟板味咸、甘，性微寒，有滋阴潜阳、养血补心之用。乌梅味酸、涩，性平，有生津收敛之用，生津则助阴血生，收敛则固血，乌梅炒炭则止血力佳。荆芥穗质轻气香，以辛为用，以散为功，能入血分，既能止血，又能使全方收中有散，收不恋邪。方中以白术健脾、陈皮宽肠理气醒脾，使诸药补而不腻，共为佐药。甘草既能益中，又能调和诸药，为使药。纵观全方益气以摄血，养阴清热以宁血，化瘀止血而不留瘀，配伍得当，构思巧妙。

2. 治漏——清热滋阴，化瘀止血

尤师认为，非崩中之际的崩漏出血期，往往表现为时崩时漏，或漏下难止，而崩漏之疑难在于漏下，因其病情缠绵，气虚、血热、瘀结三者往往相结为患，形成虚实夹杂，虚、瘀、热互结之复杂病证。治疗此类病证，当清热化瘀、滋阴止血，尤师临床上常用自拟四草汤随症加减。四草汤药物组成如下：

仙鹤草、马鞭草、旱莲草、鹿衔草各 15～20g。水煎服。

方释：方中仙鹤草因其收涩作用较强，故止血效佳，又因药性平和，故寒、热、虚、实各种出血证均可运用。《滇南本草》云其："治妇人月经或前或后，赤白带下。"马鞭草功用清热解毒、活血散瘀、利水消肿，故有凉血、活血、止血之功效。旱莲草功擅补肝肾之阴，亦为凉血、止血之要药，常用于阴虚血热之月经过多、崩漏下血等出血病症。鹿衔草入肝、肾经，有补虚、益肾、活血调经、治崩止带之功效。故仙鹤草长于补虚、收涩止血；马鞭草长于凉血、活血、止血；旱莲草长于滋阴、活血止血；鹿衔草长于温经、活血、止血，四草合用，融止血药于一炉，兼有清热、滋阴、化瘀、补虚之功效，且鹿衔草性温能防马鞭草、旱莲草之寒凉，故四草配伍，活血而不动血，止血而不留瘀，凉血而无寒凝之弊，祛瘀而无伤正之忧，尤其适用于因虚、瘀、热等各种原因所致的崩漏。

3. 血止——补血复旧，个体调治

崩漏血止后，尤师强调填补已耗之精血，培植气血再生之化源的重要性。《黄帝内经》云："妇人之生，有余于气，不足于血，以其数脱血也。"加之崩漏日久，阴血亏虚更甚，非调养不能复其源。尤师临床上多以自行研发的妇科养血颗粒善后。其方药组成如下：

阿胶、黄芪、党参、白芍、当归、茜草、仙鹤草、佛手、续断等。

方释：阿胶归肝、肺、肾三经，功擅补血止血、调经摄血，自古以来便是女科"补血圣药"；黄芪甘温，归脾、肺经，具有升举气血、固表止汗等功效，为补气之要药，气可行血亦可生血，故两药配伍，共为君。党参补气健脾，与君药共同起到气血双补之效；白芍入肝经，可养血柔肝，缓急止痛；佛手归肝、脾经，疏肝使肝不克土，从而促进脾的统摄功能；崩漏日久，虚、热、瘀三者结而为患，故该方加入茜草、仙鹤草清热凉血、收敛止血，兼顾化瘀止血；续断补益肝肾、固经止血，引诸药入冲脉为方中使药。全方药味各司其职，共奏补气养血、止血调经之功。

尤师认为，崩漏乃"经乱之甚"，且妇女在不同的生理阶段其病因病机不尽相同，所以在血止澄源时要分期分型证治，并且根据西医异常子宫出血的类型、患者年龄、患者对生育的要求和症状严重程度，制订个体化调经方案，充分体现了以人为本的治疗特色，符合生物－心理－社会的现代医学模式。具体而言，就是要区别对待"青春期、育龄期、围绝经期"3个不同年龄阶段的患者。尤师认为青春期患者多肾气不足，治疗重在补肾气、固冲任，以止血、调节周期、促进下丘脑－垂体－性腺轴成熟、建立正常的月经周期为首要目的；育龄期患者多见肝郁血热，治疗重在疏肝养肝、调冲任气血，调经与促排卵并进，常用周期疗法，血止后诱发排卵，对于等待生育者，需要把握受孕时机，对于顽固性患者可加用小剂量氯米酚和绒毛膜促性腺激素；围绝经期患者多因肝肾亏损或脾气虚弱，治疗以止血、调节周期、减少出血量、促进绝经为原则，宜滋肾调肝、扶脾固冲任。

二、闭经

闭经是妇科临床上的难治之证。尤师从医数十载，对于妇科疑难病症的诊治有独到见解。尤师从中医及现代医学对闭经的整体认识出发，重视脾胃对闭经的影响，重奇经，以冲任为要，施药平和中正，不落窠臼，临床上形成了独特的学术风格和用药特点。尤师指出闭经的诊治当分有余与不足，审因论治。以肝肾精血亏虚为本，其治疗的基本之法是滋养肝肾、养血调经，临证治疗时补肾以宁心，温肾以助脾，使补中有通，动静结合。

（一）中西合参辨病

辨闭经当审因论治，尤师认为："经水不调，有内因、外因、内外合因。"即外感六淫为外因，"风寒湿热乘虚外袭，致成癥瘕痞块，是为外因"，内伤七情为内因，"惊恐劳怒，忧郁不解，或恣食生冷炙煿……是属内因"，内外合因为"始因六淫盛袭，兼七情郁结，内外交伤，月水经年不至"，"经水不通，分有余、不足，差之毫厘，谬之千里"，并指出"有余者，调之通之，不足则补之"的总治则，此即以虚实统之也。

肝肾精血亏虚为闭经根本。尤师认为，"经水出诸肾"，经本于肾，肾藏精气，它对天癸的成熟和冲任二脉的通盛有着极为重要的作用。肝藏血，与肾藏精密切相关，精血相生、肝肾同源而同司下焦，又为冲任之本，且妇人以肝为先天，肝为肾之子，肝血必得肾精始充，两者在月事形成调节中起着重要的作用；任脉通畅，太冲脉盛，血海充盈，血满而溢，月事应时而下。如先天肾精不足，或后天疾病或房劳多产导致肾精亏损，肝血虚少，冲任失养，无以化为经血而导致闭经。妇人以血为本，对于妇女闭经而言，则必然要顾后天之脾胃，重视"心肾"的相关性。

（二）特色辨治

1. 治疗法则——滋养肝肾，养血调经

乙癸同源，肝肾同治。尤师认为闭经的本质是肝肾精血亏虚，以虚证或虚实夹杂为主，只有立足于补益肝肾养血，方可从根本上达到调经的目的，促使月经周期恢复正常，切忌妄行攻破。同时，女性以血为用，女性的经、孕、产、乳的生理活动，与血的盛衰、盈亏、通闭息息相关。故滋养肝肾、养血调经是治疗闭经的最基本法则。

2. 施药平和中正，邪正兼顾

尤师认为，调经之药不宜大热大寒，须中正平和。尤师经过长期实践

总结自拟经验方，组成药物如下：

川芎、杭芍、当归、熟地黄、山茱萸、女贞子、龟板、牛膝、牡蛎、丹参、鸡血藤、苏木、益母草。

方释：山茱萸、女贞子、龟板、牛膝、牡蛎滋补肝肾之精，取静补能生水之意；丹参、川芎、鸡血藤、苏木、益母草活血通经，为动药。补中有通，动静结合，气机调畅，血脉通利，化源充足，血海充盈，则月事以时下。诸药合用，共奏养血调经、滋养肝肾之功。

随证加减：若腰痛甚者，加杜仲、续断、桑寄生、狗脊；烦躁胁痛者，加柴胡、郁金、延胡索、川楝；肢体浮肿明显者，加益母草、泽泻、泽兰；少腹冷痛，脉沉迟者，酌加桂枝、吴茱萸；如有溢乳的表现，加荷叶蒂、生麦芽、山楂等；有脾虚的表现，加党参、白术、茯苓等。补肾不忘宁心，尤师在治疗闭经补肾的同时予以宁心，以使心降则肾实，选用合欢皮、夜交藤、酸枣仁、珍珠母等。

3. 辨病论治

闭经的病种有多种，根据不同的病种，尤师采取辨病与辨证结合的方法加减治疗，每获良效，如常从痰瘀论治多囊卵巢综合征（PCOS）、从肾虚精血两虚论治卵巢早衰（POF）（详见本篇"时尚疾病"）

三、痛经

痛经是妇科临床的常见急症、顽症之一，是指行经前后或月经期出现下腹部疼痛、坠胀，伴腰酸或其他不适，严重者还可能出现面色苍白、手足冰冷，甚至昏厥等症。尤师对痛经有丰富的诊疗经验，提出瘀血是痛经的主要病机，当以化瘀为首要治则，治以行气消癥或提气缓坠，佐以疏肝理气、宁心安神之品，并结合妇女月经周期的不同，通过中医的辨证治疗、周期疗法、验方治疗及外治法，在缓解痛经症状、改善体征等方面取得了显著疗效，极大地减轻了患者的痛苦，也为中医系统诊疗痛经提供了很好的临床借鉴，开辟了全新的思路。

（一）病机认识

尤师认为痛经的基本病机是瘀血阻滞于胞宫胞脉。如唐容川所说"离经之血即是瘀血""血不归经为瘀血"。女子月经周期性出血即为"离经之血"，此血及脱落之内膜不能排出体外或及时吸收化解，即成蓄血或瘀血，此瘀血不能正常的"排泄"，久停必成癥瘕，瘀血一旦凝于胞宫、留于胞脉，累及他脏，导致气血不畅，不通则痛，遂成痛经；瘀血不化，癥瘕不消，日久瘀阻愈甚，癥块弥久愈坚导致痛经加重。

（二）特色辨治

尤师多年临证摸索，指出本病属中医"瘀血"范畴。瘀血成因有虚、实、寒、热之不同，临床主要有气虚血瘀、气郁血瘀、寒凝血瘀等证型，坠痛难忍、胀痛难忍、冷痛难忍是痛经临床证型辨证的主要标志。治疗以活血化瘀、行气散结止痛等为基本治则，临床上不仅要依靠中药口服以化瘀散结镇痛，亦常常结合耳针、灌肠及灸疗等方法辅助治疗。

尤师提出痛证必与心肝神魄关联，镇静安神才能制痛，此为止痛前提。临床上，痛经患者兼夹心肝症状者亦为多见，疏肝宁心法是痛经治疗中一个重要的兼治之法。所谓"诸痛疮疡，皆属于心"，"痛脉多弦，弦脉属肝"，女子以血为主、以肝为先天，易肝郁不舒，气机不畅，且心藏神，肝藏魂，神魂与精神意识的活动有关，肝脏与冲脉亦密切相关，不仅肝血下注冲脉以司血海蓄溢，况肝气疏泄不利，又将形成肝郁气滞，冲任经血之排泄必将受到影响，从而导致瘀血的形成和发展。因此在痛经的治疗中常加以疏肝理气、宁心安神之品并辅以适当心理疏导，每获良效。

1.分型论治

（1）气滞血瘀型：此型常见小腹胀痛，经前经行痛剧，痛引腰骶，腹痛拒按，性交疼痛，胸胁作胀，经行淋漓，色紫暗夹有血块，舌质偏紫、边有瘀斑，苔薄，脉弦紧。治宜理气行滞，化瘀止痛。尤师常用四逆散合失笑散，组方如下：

柴胡、当归、川芎、乌药、香附、蒲黄、五灵脂、丹参、赤芍、郁金、枳壳、延胡索、炙甘草。

方释：方中柴胡、乌药、香附、枳壳理气行滞；郁金活血止痛，行气解郁，合当归、川芎、赤芍增强活血化瘀之效；延胡索、五灵脂、蒲黄化瘀定痛；甘草缓急止痛，调和诸药。全方理气行滞，化瘀止痛，气顺血调则疼痛自止。因本病以血为本，尤师常选用桃仁、红花、水蛭、土鳖虫等虫类药以活血破瘀止痛。

（2）**寒凝血瘀型**：表现为经前经后少腹剧痛、拒按，得热稍缓，月经量少不畅、色紫暗有块，常伴四肢厥冷，面色青白，舌黯滞、苔白，脉弦紧。治宜温经散寒，活血化瘀。尤师常用少腹逐瘀汤、失笑散加减治疗。药物组成：

当归、川芎、赤芍、延胡索、五灵脂、蒲黄、没药、肉桂、茴香、干姜。

方释：方中当归、川芎、赤芍养血活血行瘀；延胡索、五灵脂、蒲黄、没药化瘀止痛；加少量肉桂、茴香、干姜温经散寒以除湿。寒散则血行，胞宫胞脉血气调和流畅，自无疼痛之虞。全方共奏温经散寒、活血祛瘀止痛之功效，是治疗少腹血瘀型妇科疾病的良药。

（3）**气虚血瘀型**：此型常见经期经后腹痛，喜按喜暖，经量或多或少，色淡质稀有小块，平时倦怠乏力，面色少华，气短懒言，肛门重坠，便意频频，舌淡苔薄或舌胖质暗边有齿印，脉弦细无力。治宜益气活血化瘀。尤师常用四君子汤加合少腹逐瘀汤加减，药物组成：

党参、黄芪、白术、茯苓、当归、川芎、延胡索、茴香、赤芍。

方释：方中党参、黄芪补益脾肺之气；白术为"补气健脾第一药"，茯苓健脾宁心；当归、川芎、赤芍养血活血，气充血沛，胞宫胞脉复其濡养，自无疼痛之患；更加延胡索、小茴香活血化瘀增强止痛之功。诸药合用，共奏益气养血、调经止痛之功效。

（4）**瘀毒互结型**：邪毒可阻碍气血运行，加重血瘀，邪毒进一步煎熬营血，附着瘀血胶结而成为瘀毒。瘀毒可以表现为邪气内侵，日久不化的包块，以及脏腑功能紊乱，是阴阳失调的病理产物。其特点为病程较长、缠绵难愈、临床症状较重、易伤及脏腑等。尤师结合痛经之病因病机、临床表现、疾病缠绵反复等特点，认为本病为瘀毒互结。尤师潜心研究、反复推敲、精选细筛，运用自拟"化瘀解毒方"治疗本病疗效显著，药物组成如下：

土茯苓、土鳖虫、土贝母、鬼箭羽、大血藤、连翘、黄芪、乌药。

方释：方中土茯苓甘淡平，有解毒、除湿之功；土鳖虫咸寒，临床常用于瘀血痛经及癥瘕痞块，二者合用共奏化瘀解毒之效；土贝母性微寒味苦，归肺、脾经，入肺则制约肝之妄动，入脾则减弱肝之克制，功在散结消肿解毒；鬼箭羽又名见肿消，归肝经，有破血通络、解毒消肿之功效；大血藤微苦微寒，归肝、胆肺经，能清热解毒、散瘀定痛；连翘入心、肝、胆经，味苦，性微寒，有清热解毒、散结消肿的作用；黄芪健脾益气，更入辛温之乌药，既防诸药苦寒凝滞气血，又能止痛减轻症状。诸药合用，共奏解毒消癥、益气化瘀之效。综观全方，补泻兼施，攻补兼用，使瘀得化，毒得解，痛得止。

尤师根据痛经出现的不同兼症，灵活加减用药：伴心烦失眠者，加合欢皮、莲心、钩藤等以宁心安神；伴乳房胀痛者，加瓜蒌、橘核等以行气消胀止痛；伴肛门坠胀、里急后重者，加黄芪、升麻、木香、党参；伴腹胀痛者，加延胡索、川楝子、白芷、大腹皮、香附；伴大便溏稀者，加白术、泽泻、葛根；伴肿块者，加三棱、橘核、皂角刺、泽兰、泽泻等以散结消癥；伴巧克力囊肿者，加生大黄、虻虫、水蛭、桃仁等破血散结；伴输卵管粘连者，加莪术、地龙、土鳖虫等。

2. 分期论治

尤师认为痛经具有周期性痛、忧、疲、坠、胀、恐的临床特征，此乃邪气内伏或精血素亏，更值经期前后冲任二脉气血的生理变化急骤，胞宫的气血运行不畅所致。胞宫为奇恒之府，平时藏而不泄，经期经血排出体外时冲任胞脉瘀阻，不通则痛，重在调血止痛治其标，故经期施治时应以祛瘀为主，加强"止痛"及"通"类药物的使用，使药力持续，顿挫病势，缓解疼痛。而经净后冲任气血趋于平和，应辨证审因治其本，予以温通宣痹、推运冲任的方法，使经有所源，瘀除结散。尤师主张根据气血消长，分阶段用药。

（1）经前期（月经前5～7日）：经前阳气偏盛，肝气易于郁结，血海满盈，阴血易于瘀滞而发痛经，故治以调和气血，辅以活血化瘀、行气散结以为"防"；方药组成应兼顾主次症。

（2）经行期（月经第1～5天）：应针对主症"痛""坠""胀"，以"治"为主，尤师采用自拟"经期止痛经验方"治疗，其药物组成如下：

丹参、水蛭、土鳖虫、三棱、台乌、生山楂、青皮、生大黄（后下）、橘核、荔枝核、路路通、血竭粉（冲服）、甘草等。

（3）经后期（月经第6～14天）：气血冲任亏虚，故重点在"固"，治以攻补兼施，以补肾疏肝宁心为主，倘若合并癥积之病，配以温通宣痹、软坚散结之品，促使渐消缓散。常用补肾疏肝宁心之品口服，配合中药保留灌肠，增加胞宫胞脉血流量，改善血液循环等。

四、绝经综合征

绝经综合征属中医"绝经前后诸证""脏躁""郁证"等范畴。尤师认为此病多是肾气衰退，冲任亏虚，阴阳失调，肝阳上亢所致，以基于阴阳五行理论的"滋水涵木"为法则，自创更年方以滋肾养阴、调补冲任、调和阴阳，并药食同疗，配予耳穴贴压以及心理疏导，临床疗效显著。

（一）中西合参辨病

中医学无"绝经综合征"病名，其描述散见于"百合病""脏躁""年老血崩""绝经前后诸证"等病证中。绝经综合征，又称围绝经期综合征（PMS），是指妇女在绝经期或其前后，因卵巢功能逐渐衰退或丧失，以致雌激素水平下降所引起的以自主神经功能紊乱、代谢障碍为主的症候群，临床上以月经紊乱、烘热汗出为其典型的特异性症状，常伴心烦易怒、心悸失眠、头晕头痛、胸闷、情绪异常、记忆力下降、腰膝酸软等不适。西医治疗绝经综合征主要采取激素替代疗法，此法可增加骨密度、预防结肠癌，但增加了患者罹患心血管疾病、乳腺癌或子宫内膜癌的风险。尤师认为，此病多是肾气衰退，冲任亏虚，阴阳失调，肝阳上亢所致。肾为先天之本，又"五脏相移，穷必及肾"，故肾阴阳失调，每易波及其他脏腑；而其他脏腑病变，久则必然累及肾，故本病之本在肾，常累及心、肝等多脏腑，致使本病证候复杂。

（二）特色辨治

1. 自制更年方：滋水涵木，补肾养肝

尤师基于这种"乙癸同源"的传统医学理论，对绝经综合征患者，临床治疗多取补肾养肝、滋水涵木法，自创"更年方"加减治疗本病，临床遣方用药之时，重女性特质，根据患者表现辨证论治加减。"更年方"组成药物如下：

菟丝子、桑寄生、山茱萸、熟地黄、山药、石斛、黄精、淡竹叶、莲子心、西党参、生黄芪、白术、甘草。水煎服。

方释：方中桑寄生、菟丝子补肾阳，滋肾阴，调理冲任，调和肾之阴阳；熟地黄、山药、山茱萸取六味地黄丸"三补"之意，可平补肝肾，肝肾同源故补肾每兼益肝；黄精、石斛等为平补肾阴之品，共用可滋补肝肾、养阴补血、清降虚火；淡竹叶、莲子心直入心经，可清心除烦、安神助眠；白术、黄芪、党参健脾益气、固护胃气；甘草调和诸药。全方补中有通，静中有动，以补肾滋肝为主，肝脾心共调，滋水涵木则阴平阳秘，诸症得除。

临证加减：伴有阴虚潮热者，可以加生地黄、丹皮等滋阴凉营，或加介类潜降之品，如生龙骨、牡蛎等；伴心烦失眠者，加夜交藤、合欢皮，夜交藤入心、肝经，补养阴血，养心安神，合欢皮理气解郁而除烦安神，两药合用引阳入阴而收安神之效；伴血压增高见面部烘热、头晕头痛等肝阳上亢之症者，予石决明以平肝潜阳，使元阳得潜，冲逆可降，此类情况，尤师根据叶天士"久病入络"的理论，加用丹参、益母草、山楂等活血通窍。

2. 药食同疗，耳穴助阵

尤师十分重视饮食调养与患者体质的辨证关系，根据食性理论，以食物的四气、五味、归经、阴阳属性等与患者病情的寒、热、虚、实病理密切关系的理论作为依据，食疗方面，谷类推荐玉米、荞麦、燕麦等；豆类方面，首推大豆，其含有异黄酮等 5 种抗癌物质，能预防乳腺癌；菜类推荐胡萝卜、南瓜、熟西红柿等。尤师在临床上应用耳穴贴协助治疗，因耳与脏腑经络有密切的关系，各脏腑组织在耳郭上均有相应的反应区，刺激耳穴，对相应的脏腑有一定的调治作用。尤师总结，更年期综合征的耳穴治疗以内生殖器、内分泌、肝、脾、肾、皮质下、交感、神门穴为主。

3. 身心俱调，怡情益志

尤师认为，心理疏导在更年期综合征的治疗中尤为重要，在具体的辨证施治中不能忽视心理的作用。心在妇科生理病理中的作用主要体现在以下几个方面：心为君主，主宰情志。心主神志，心神统领脏腑，主血脉，以调节各脏腑的功能活动及各脏腑之间的平衡协调，适应内外环境而产生各种不同的情志变化。诚如明代张景岳在《类经·情志九气》中所言："情志之伤，虽五脏各有所属，然求其所由，无不从心而发。"心神异常不但可发生神志和血液的各种变化，而且还会导致各个脏腑的功能失调。因此，尤师视患者如亲人，处处为患者着想，依据患者的性情和特点加以解说及开导，同时建议患者应注重自我情志的调理，尽早恢复平和的心理，积极发挥机体自身的防御功能，成功的心理治疗是获取疗效的基本保证，可收事半功倍之效。

（冯桂林　薛华容　黄川雨　整理）

第二节　带下病

一、病因病机

带下的量、色、质、味发生异常，或伴全身、局部症状者，称为"带下病"。阴道与外界相通，经期或性生活卫生不良、分娩及宫腔操作等因素可引起阴道感染，发为疾病，甚至可使炎症侵袭内生殖器官，导致盆腔炎。阴道炎病情缠绵，易反复发作，且常并发月经不调、闭经、不孕等疾病，是妇科领域中仅次于月经病的常见病。该病在临床上常表现为白带量、色、质、味的异常，外阴瘙痒等症状。故尤师认为，带下病的发生与脾肾两脏功能失常，导致任带二脉失于固约关系密切。主要病因与湿、热、虫、毒邪有关，素体脾虚，或饮食所伤，或劳倦过度，或忧思气结，损伤脾气，脾虚湿聚，流注下焦伤及任带二脉，导致任脉不固，带脉失约，湿邪积久化热，湿热互结，湿热下注而发为"带下病"。近年来，中医药治疗带下病取得很大的进展，已开发出了不少中药剂型，整体调节，疗效甚佳。尤师对于带下病更有其独特的经验。

二、特色辨治

尤师认为，正气强弱是疾病发生的根本原因，并且在疾病的发展变化及转归中起主导作用，而人体正气的盛衰又与脾肾强弱有关，故在治疗时须重视"肾""脾"的调理；而脾胃功能的调理亦至关重要，脾胃调则水湿运化正常，能更好地达到止带目的。疾病的主要病因与湿、热、虫、毒邪相关，故在治疗上应辨证与辨病相结合，以扶正固本、益气健脾、温肾壮阳治其本，除湿止带、杀虫止痒治其标。

因本病局部症状明显，故其治疗措施以外治为主、内治为辅。更因女性的解剖学特点，用外治法治疗本病极具优越性，药物可直接作用于患病部位，其有效成分经阴道黏膜被迅速吸收，能更好地发挥作用，抑制邪毒。尤师对治疗带下病之带下过多有着独特的经验和深入的研究，常内外合治，疗效甚佳。

1. 内服：益气健脾，除湿止带

带下过多是以湿邪为主因，任脉不固、带脉失约为病机的常见疾病。素体脾虚，或饮食所伤，或劳倦过度，或忧思气结，损伤脾气，脾虚湿聚，流注下焦，伤及任带而发本病。故尤师认为，治疗带下病应首重健脾益气化湿。常用基础方：

党参、白术、山药、甘草。

方释：党参补中益气、健脾益肺，白术健脾益气、燥湿利水，山药补脾养胃、补肾涩精，加之甘草的补益及调和诸药之功，共奏健脾益气、升阳除湿之效；再根据具体情况辨证加减，配合杀虫止痒的药物以治之。

2. 外洗：清热燥湿，除湿止痒

尤师认为带下病的病因主要与湿、热、虫、毒邪有关，湿邪伤及任带二脉，导致任脉不固，带脉失约，湿邪积久化热，湿热互结，湿热下注，其治疗以清热除湿止痒为主。常采用自制中药外洗方联合甲硝唑治疗。自制中药外洗方组成如下：

蛇床子、苦参、黄柏、虎杖、徐长卿、两面针、明矾、百部、地肤子、紫苏叶、生地榆。水煎，坐浴。

具体用法：水煎。先用药汤蒸气熏，待药液温度降至大约 45℃时开始坐浴，浸泡约 15 分钟，中药外洗后，再在阴道内放置复方甲硝唑栓，每晚 1 次，7 天为 1 个疗程，连用 2 个疗程。

方释：自制中药外洗方中，蛇床子、苦参味苦性寒，清热燥湿，杀虫止痒；黄柏苦寒，清利湿热，除湿止痒；虎杖微寒、微苦，可活血祛瘀、清热解毒利湿，且解毒力较强；徐长卿辛温，能止痒祛湿、消肿止痛、祛风通络而止痒，为治皮肤病之要药；两面针苦辛而平，具有祛风、通络、消肿、止痛、杀虫止痒之功效；百部甘苦微温、明矾酸涩而寒，可灭虱杀虫、收敛除湿；地肤子辛苦而寒可止痒杀虫、收敛除湿，且能促进局部炎症的消退；紫苏叶辛温，具有芳香辟秽作用；生地榆微寒而苦酸涩，具有凉血、解毒、敛疮之功效。现代药理研究证实，上述诸药具有抗炎、抗菌、抗病毒及抗变态反应，提高机体免疫力的作用；其中蛇床子、苦参对皮肤真菌、滴虫有较强的抑制或杀灭作用，不仅能对抗组胺，且能提高细胞内环化腺核苷 - 磷酸（c-AMP）的含量，阻止肥大细胞释放过敏质，起到抗变态反应作用。自制中药外洗方与甲硝唑联合使用，治疗细菌性阴道病疗效确切，且无明显不良反应。

3. 花类药物，辨证施治

临床上尤师擅用花类药物治疗妇科疾病。在带下病的治疗中，尤师认为白木槿花不仅可以凉血除烦，还可清热燥湿止带，兼有活血之功效。因此可以与金银花、连翘同用治疗湿热型带下病，湿邪偏重则与萆薢为伍，瘀热重则与蒲公英、紫花地丁、月季花同用。白鸡冠花有收涩止带的功效，适用于各种赤白带下，对滴虫性阴道炎有一定的疗效。

（冯桂林　胡幽兰　邓礼林　整理）

第三节　妊娠疾病

一、先兆流产

先兆流产指妊娠28周前，先出现少量阴道流血，继而出现阵发性下腹痛或腰痛，盆腔检查宫口未开，胎膜完整，无妊娠物排出，子宫大小与孕周相符的疾病。先兆流产属中医学"胎漏""胎动不安"范畴，妊娠期阴道少量出血，时下时止，或淋漓不断，而无腰酸腹痛者，称为"胎漏"，亦称"胞漏"或"漏胎"。妊娠期出现腰酸腹痛，小腹下坠，或阴道少量出血者，为"胎动不安"。尤师承《内经》"天人相应"观，取《陈素庵妇科补解》与《傅青主女科》之安胎思想，提出"补肾健脾，宁心安胎"的安胎大法，自创安胎方，临床疗效颇佳。

特色辨治

1. 安胎法则

尤师在对先兆流产的辨治上，从心、脾、肾入手，以气、血、精为切入点，提出"补肾健脾，宁心安胎"之治疗大法。

胎漏、胎动不安多因父母先天不足、肾气虚弱或脾弱中虚、血热伤胎或房事失节等，导致冲任损伤、胎元不固，其中尤以脾失统摄、肾不固胎为发病关键。治疗上，尤氏比较认同陈氏和傅氏重视健脾益气的安胎思想，还认为心肾和胞宫间的关系十分密切。因"胞脉者上系于心"，"心主定神，肾藏精"，心肾相交则水火既济，而胞宫则是其交济的场所，胞宫的藏泻是建立在心肾相济的基础上，心血肾精由胞脉输注达于胞宫，经孕乃可正常。加之患者因担心腹痛、阴道出血损及胎儿，易致心烦、心神不宁等症。故尤师对于胎漏、胎动不安患者的治疗法则为健脾益气、补肾宁心。临证上，据患者病情不同，亦有结合。

（1）益精之要在于肾：在妊子方面，肾的重要性早有论述，诚如《灵枢·经脉》中所言："人始生，先成精，精成而脑髓生。"夫胎孕形成，在于"两神（精）相搏，合而成形"，精藏于肾，成孕之际，有赖父母肾精的壮旺而相结合；受孕之后，仍藉母体肾气的充盛封藏以支持其安稳地发育成长。《傅青主女科》中指出："夫胎之成，成于肾脏之精。"《妇人大全良方》亦曰："夫人以肾气壮实，冲任荣合，则胎所得，如鱼处渊。"肾之精气充盛为胎孕基础，肾气充盛，胞有所系，则胎自安。肾藏精，主生殖；冲为血海，任主胞胎。尤氏认为，肾气受损，则冲任不固，不能固摄胎元，系胎养无力，以致胎动不安、胎漏，甚至滑胎。故胎漏、胎动不安之因虽有肾虚、气血两虚、血热、跌仆损伤、癥疾伤胎等不同，临证上补肾固冲任仍为主要治则，尤师常用寿胎丸加减以补肾益精、固冲安胎，常用药如下：

菟丝子、川续断、桑寄生、狗脊、肉苁蓉、苎麻根、金樱子等。

方释：菟丝子味辛、甘，性平，大补肾而益精，为平补肾中阴阳之要药，肾旺自能荫胎，可为主药。桑寄生、川续断补肾养血，强筋骨，能使胎气强壮。狗脊以取类比象之义强肝肾之精，肉苁蓉既可峻补精血，又能兴阳助火，二者同用，加强益精之力。苎麻根甘寒，入厥阴，清胎热；金樱子酸涩性平，收敛精气，可用于阴虚血燥者。杜仲亦为补肾之药，许多医家善用之，但尤师认为，杜仲可能有一定的妊娠毒性，建议慎用。

（2）益气之基在于脾：尤师认为脾气主升，气能载胎，中气升提有力，胎儿才能正常发育而不致殒堕。如《景岳全书》所云："夫胎以阳生阴长，气行血随，营卫调和则及期而产。若或滋养之机少有间断，则源流不继而胎不固矣。"若脾之生血、统血功能障碍，则如前人所说"养胎全在脾胃，譬之钟悬于梁，梁软则钟下坠，梁断则钟下堕"，故滑胎多责之于脾肾两虚。脾肾同治，亦是安胎的基本大法。因此，在补肾的同时要健脾益气，尤其对于滑胎，一则可健脾益气养血而安胎，二则取其直接补气而载胎之义，常用药物如下：

黄芪、党参（要药）、白术、茯苓、山药、陈皮、砂仁、糯米草根（酌情选用）等。

方释：参、苓、草寓四君子汤之义，补益中气，培补脾土，方中党参甘平，归脾、肺经，为气药中的补血之品，既可补气载胎，又可补血养胎，为保胎要药。黄芪大补中气，提升胎元，缓其欲堕之势，加之山药性柔味甘以填补中焦，使黄芪升提之力有其根基，升散之性可得牵制。糯米草根收敛除胎热，可用于发热心烦者；陈皮、砂仁畅达肝脾、开胃解郁，可用于纳差、恶阻者。

（3）**安胎之本在于心**：尤师认为，保胎治疗虽与肾、脾、肝关系密切，但也不能忽视对心的调理。生理上，心肾相济，心主统血脉，心主神明，"心主定神，肾主藏精"且"胞脉者上系于心"。心神宁静，心肾相济才能固摄胎元。此与现代医学镇静安神的治疗思想不谋而合，且发生先兆流产或习惯性流产的患者往往精神比较紧张，从心论治，亦是中医保胎治疗大法中不可忽视的环节。临证用药可加宁心安神而养胎安胎之药，常用药物如下：

莲心、石斛、钩藤、枣仁、茯神、龙齿等。

方释：临证根据孕期心神不安之程度，可选用不同药物。无明显情志问题者，在辨证论治基础上，可加莲子、茯神健脾宁心安神，宁心之气以安胎；孕期失眠者，可用养血柔肝之枣仁、交通心肾之钩藤以助眠；阴虚心烦者，可用养阴生津之石斛，配合莲子、茯神清心除烦；烦躁易怒者，在清心平肝的同时加龙齿镇心安神。

总之，尤师认为，安胎以脾肾最为重要，但也离不开心的协调，气顺血和，心神宁静，则胎可安。安胎诸法虽有补益肝肾、培土健脾、调畅气机、清热养血、宁心济肾等不同，但临证用药谨记勿用大寒、大热、滋腻、淡渗、破血之品，治病与安胎并举。此外，她还指出有因妊娠期间，误食毒药、毒物以及一些妊娠禁忌可能有伤胎的药物而引起先兆流产要求保胎者，一定要向患者交代情况，从优生学角度考虑，权衡利弊，切不可盲目安胎。胎有可安和不可安者，治病安胎，一定要建立在辨病的基础之上。

2. 安胎验方

尤师以"补肾健脾，宁心安胎"为治疗大法，自拟"尤氏安胎方"，其药物组成如下：

西党参、生黄芪、寄生、山茱萸、白术、苏梗、陈皮、大枣、苎麻根、山药。

方释：西党参补中益气、健脾益肺，既能补气，又能补血，亦有补气生津的作用，健运脾气以速生津血助膜载胎、固胎，为君药。黄芪甘温，温中健脾，益气升提，助西党参健脾摄胎、纳胎、载胎为臣药。白术健脾益气，燥湿利水，止汗，安胎，据现代药理研究证明，白术具有抑制子宫收缩的作用。山药味甘、性平，入肺、脾、肾经，补脾胃、益肺肾。苏梗辛、温，理气宽中，止痛，安胎，用于胸膈痞闷、胃脘疼痛、嗳气呕吐、胎动不安。陈皮辛、苦，温，辛能醒脾，苦能健脾，温能养脾，具理气降逆、调中开胃、燥湿化痰之功，共助西党、黄芪健脾益气安胎。桑寄生味苦甘，其气平和，不寒不热，能养血安胎气、补肾固胎。《本草求真》云其："为补肾补血要剂。"《药性论》言其"能令胎牢固，主怀妊漏血不止。"苎麻根味甘、性凉，既能止血，又能清热安胎，历来视为安胎之要药，凡胎热不安、胎漏下血证用之多有良效。《医林纂要》谓："孕妇两三月后，相火日盛，血益热，胎多不安。苎麻根甘咸入心，能布散其光明，而不为郁热，此安胎良药也。"山茱萸酸、涩，微温，归肝、肾经，补益肝肾，涩精固脱。三药共用，佐助健脾之药补肾固胎。大枣甘、温，入脾、胃经，补中益气，养血安神，为引经之药。

随症加减：口渴、心烦、夜眠欠安、舌红者，加栀子、黄芩、莲心等；便秘加菟丝子；少量阴道出血无腹痛腰酸等不适加山药、莲子健脾固胎，腹痛加白芍；若见出血伴腹胀，因"气以载胎"，宜补气安胎，可选西洋参、黄芪、白术、山药等；若见出血伴腰酸痛，应补肾安胎，可选菟丝子、苎麻根、金樱子、川续断、桑寄生、枣皮等；若出血伴心烦、口苦、口干，宜宁心安胎，可选钩藤、枣仁等。

二、妊娠剧吐

妊娠剧吐是指妊娠早期出现频繁而剧烈的恶心、呕吐、头晕、厌食，甚则食入即吐等症，可导致酸中毒、电解质紊乱，严重者须终止妊娠，其发生率 0.35% ~ 0.47%。妊娠剧吐多见于年轻初孕妇，往往和患者的精神紧张、情绪波动有一定关系。中医学称之为恶阻，又称之为"子病""病儿""阻病"。尤师在多年临证中，将《黄帝内经》"升降"理论运用于恶阻的治疗中，结合《傅青主女科》"肝胃不和"的病机推论，以疏肝健脾和胃之法，加以中医特色疗法艾条灸，取得了较好的临床疗效。

特色辨治

1. 内服法

尤师承《内经》"升降"理论，取傅青主"肝胃不和"的病机思想，认为恶阻是冲脉之气上逆，胃失和降所致，治当补肾疏肝、健脾和胃，组方为干姜人参半夏丸与橘皮竹茹汤加减化裁而成，《金匮要略·妇人妊娠病脉证并治》中记载："妊娠呕吐不止，干姜人参半夏丸主之。"该方为治疗胃虚寒饮而妊娠呕吐不止的要方，因半夏有毒，为妊娠禁忌药，故不用此药。此方组成如下：

党参、白术、山药、紫苏叶、橘皮、竹茹、续断、桑寄生、菟丝子、生姜。每日 1 剂，分 2 次服，严重者少量多次服用。

方释：方中竹茹、橘皮具有清热安中、理气和胃、降逆止呕之功，为和胃降逆之橘皮竹茹汤的主药；山药健脾益肾，紫苏叶行气和胃，白术益气健脾，同时两药又为安胎圣药；又恐呕吐日久，伤及胎元，遂加入安胎圣方寿胎丸，因阿胶滋腻碍胃而弃用。诸药合用，共奏健脾补肾、和胃降逆止呕之功。

随症加减：口干者，党参易玄参，加麦冬、石斛；口苦者，加黄连；吐酸者，加瓦楞子。

2. 艾灸疗法

艾条灸，灸法之一，又称艾卷灸。是将艾条点燃后置于腧穴或病变部

位上进行熏灼的方法。可温通经络，祛除寒邪，引导气血，回阳固脱，补
气固本，行气活血，散瘀消肿，广泛用于痛证、寒证的治疗。尤氏认为，
恶阻之病机存在肾及脾胃的虚寒，可借艾条灸温通之力，辅助肾阳的温煦
和脾胃气机的恢复，且灸法简、便、效、廉，对于顽固性妊娠剧吐拒药者
尤为适用。

　　选用穴位：中脘、内关、足三里。

　　选穴释义：中脘调胃益脾、温中化湿，主治胃痛、呕吐、吐酸、呃逆
等；内关为治疗呕吐常用穴，主治胃痛、呕吐、呃逆等；足三里具有强壮
作用，为保健要穴，主治胃痛、呕吐、腹胀、消化不良等。选穴精少而安
全，搭配得当，容易操作。

　　具体操作：艾条点燃后熏以上穴位，每个穴位约 20 分钟，每天 2 次，
如果呕吐症状明显还可以适当增加次数，注意避免艾灰烫伤皮肤。5～7 天
为 1 个疗程，共 1～2 个疗程。

（胡幽兰　黄川雨　冯桂林　梁潇元　整理）

第四节　不孕症

　　凡婚后未避孕、有正常性生活、同居 1 年以上而未孕者，或曾孕育、
后未避孕 1 年以上未再受孕者，称为不孕症。不孕症是世界性共同关注的
生殖健康疑难问题，它不是一个独立的疾病，而是许多妇科疾病的一种结
局或后遗症。尤师在长期丰富的临床经验中，对不孕症的治疗形成了独具
特色的诊疗思路和方法。

（一）特色辨治心法

1. 颐养先天，补肾调经助孕

　　尤师在理论和实践中十分重视"肾"对女性不孕症的首要作用，尤师
认为，不孕症的病因病机虽很复杂，但肾的功能失调，不能摄精成孕是其
重要原因。肾为先天之本、主生殖，"胞络者，系于肾"，肾有阴阳二气，

为水火之宅。若肾气不足，天癸不充，精血不生，冲任不盛，则不孕无子；若肾阴虚，则精血匮乏，冲任血少，或热伏冲任、胞宫，便不能摄精成孕；若肾阳虚、命门火衰，则胞宫寒冷，或肾阳虚不能化气行水，水湿内停，聚湿成痰，痰湿流注下焦，壅塞冲任胞宫，亦难以怀子成孕。

尤师在临床中发现，有相当一部分不孕症患者表现为月经后期、稀发甚至闭经，经西医检查多呈卵巢功能低下的无排卵性月经，黄体不足或子宫发育不良，中医辨证多属肾虚型。治疗上以补肾调经为主，辨证时须明辨属阴属阳，有所侧重。

如月经过少应补肾益精、养血调经，方用《傅青主女科》养精种玉汤加味，精充血旺，冲任得滋，血海盈满，气血通畅，自能摄精受孕。组方如下：

熟地黄、山茱萸、当归、白芍、何首乌、枸杞子、鹿角胶、覆盆子、牛膝、香附、泽兰。

方释：方中熟地黄、山茱萸、枸杞子滋肾而益精血；当归、白芍养血调经；何首乌、鹿角胶可益肾固精养血；牛膝可加强君药之补肾功效；香附为气中之血药，可行气活血，助气血通畅；泽兰入肝经，可行血，调冲任之血。全方共奏滋肾养血固精之效。

若表现为婚久不孕，月经后期量少，腹冷肢寒，性欲淡漠者，结合舌脉，辨证为肾阳虚不孕者，宜温肾助阳，方选《傅青主女科》之温胞饮加味暖宫助孕。组方如下：

巴戟天、补骨脂、菟丝子、杜仲、白术、山药、党参、茯苓、熟地黄、紫石英、锁阳、覆盆子、仙茅、淫羊藿。

方释：巴戟天、补骨脂、菟丝子、杜仲可补肾阳而益精气；党参、白术、山药、茯苓可健脾益气而除湿；熟地黄、覆盆子可益肾固精；紫石英为暖子宫之要药，其气暖而补；锁阳、仙茅、淫羊藿为温肾助阳、散寒暖宫之良品。全方共奏温肾助阳、填精助孕之效。

2. 调补后天，扶脾养血助孕

妇人属阴，以血为本，以气为用，在经、孕、产、乳的生理过程中，皆赖其血，又常伤其血，使血常呈不足；《景岳全书·妇人归》言："妇人所重在血，血能构精，胎孕乃成。"尤师认为，治疗不孕症时，在重视肾主导作用的同时，不应忽略补益脾胃，充后天气血之源的功用，是故"调经之要，贵在补脾胃以资血之源，养肾气以安血之室"。尤师在临床上常以四君子汤、补中益气汤等加减健脾养血以助孕。常用方药如下：

太子参、黄芪、白术、扁豆。

方释： 方中太子参、黄芪可补中益气，养血生津；白术、白扁豆可健脾益气除湿。

随症加减： 兼湿者，酌加厚朴、薏苡仁、赤小豆、佩兰等。

3. 调畅气机，疏肝行气为要

尤师认为，肝之经脉通过冲、任、督三脉与胞宫紧密相连，既能贮藏有形之血，又能疏泄无形之气，为人体气血调节之枢纽。《傅青主女科》在嫉妒所致不孕中写道："妇人有怀抱素恶不能生子者，人以为天心厌之也，谁知是肝气郁结乎。"不孕的妇女由于情志精神压力等因素，易于激动或抑郁，从而发生肝气不舒，下克脾土，致气血运行不畅，不能畅达任带二脉，引起胞胎之门闭塞，阻碍两精相合。因此疏肝行气成为妇科治疗不孕症的又一重要原则。尤师擅长运用逍遥散为基础方加减治疗，组方如下：

柴胡、当归、白芍、薄荷、茯苓、白术、煨姜、大枣、地黄。

方释： 方中柴胡为君药，可疏肝解郁、调达肝气；当归可养血和血；白芍味酸，可柔肝敛阴养血；白术、茯苓健脾除湿，使湿去而运化有权，气血有源；煨姜可温胃和中；方中加入少许薄荷可透达肝经郁热。诸药合用可使肝郁得疏，血虚得养，脾弱得复，气血兼顾，体用并调，肝脾同治。

随症加减： 兼寒者，加首乌、小茴香、橘核等以暖肝散寒；肝热者，加丹皮、生地黄、黄芩、夏枯草等以凉肝清热；肝郁症状明显者，可佐香附、川楝子、郁金、乌药等舒肝之品。同时，由于肝肾同源，冲任隶属于肝肾，肾主生殖，因此在治疗上常肝肾同治，在疏肝行气的同时可配以女贞子、枸杞子、川续断、菟丝子、桑寄生等益肾之品。

4. 审查整体，从心论治不孕

"女子无子，多因经候不调"，而月经的主要成分为血。《素问·痿论》曰："心主身之血脉。"心气充沛，气行血行，血液才能在脉中正常运行，周流不息，营养五脏六腑、四肢百骸。《素问·评热病论》曰："月事不来者，胞脉闭也。胞脉者，属心而络于胞中，今气上迫肺，心气不得下通，故月事不来也。"据此，胞脉属心而络于胞中，为心包至胞宫的经脉，是心气下达胞宫的路径，心血、心气能畅利下达胞宫时则孕育正常，反之则产生胞脉闭塞，可发生不孕之症。临床上，尤师常选用一些入心经的药物，特别是入心经血分的药物，如：琥珀、当归、赤芍、血竭、合欢皮、淡竹叶、桑叶，能明显提高疗效。心的功能变化，也必通过五行关系影响肝、脾、肾。故尤师在临床上治疗不孕症，常心、肝、肾三脏同治，清心调肝补肾而治不孕。常用自拟基本方，组成如下：

生地黄、熟地黄、桑寄生、菟丝子、夏枯草、莲子心、珍珠母、夜交藤、淡竹叶、泽泻、桑叶、生龙骨、牡蛎、枣皮、郁金、香附、甘草。

方释：生地黄、熟地黄两药合用补肾滋阴养血；桑寄生、菟丝子可补肾固精；夏枯草入肝经可泻肝火，淡竹叶入心经可清心除烦，两药合用可清泻心肝之火，使肝平心清；莲子心、珍珠母、夜交藤三药均入心经，可养心安神；龙骨、牡蛎可重镇安神；郁金、香附均可行气解郁，使肝气得舒；甘草可调和诸药。全方共奏补肾调肝、清心养神之效。

5. 药膳兼施，重视饮食起居

尤师在治疗疾病的同时，十分重视饮食调养与不孕患者的辨证关系，根据食性理论，以食物的四气、五味、归经、阴阳属性等与不孕患者的病理密切相关的理论和经验作为指导，针对患者的不同体质和月经的不同时期，在辨证的基础上把药物和食物合理配伍，运用中国传统的烹调技术，研制出暖巢煲、养泡煲等色、香、味俱全的药膳。其"寓医于食"，即将药物作为食物，又将食物赋以药用，药借食力，食助药威，二者相辅相成，相得益彰；既具有较高的营养价值，又提高了临床疗效。如暖巢煲暖巢填精，护卵养泡；排卵期可加用养泡煲、着床煲以期达到稳固胎元之效。

（二）中西医结合论治

中医认为肾－天癸－冲任－胞宫轴调控女子的月经和孕育，与现代医学下丘脑－垂体－卵巢－子宫生殖轴的调节功能极为相似，任何一个环节出现病变即可导致不孕。《诗经》有云："周虽旧邦，其命维新。"故临床诊治不孕症，应在发扬中医特色的基础上，结合现代医学的检测结果进行病因检查，辨析排卵障碍性不孕、输卵管性不孕、免疫性不孕、生殖器畸形不孕等，将辨病与辨证相结合，明确治疗的切入点及关键环节，从疾病的本质出发治疗不孕症。尤师治疗输卵管性不孕、排卵障碍性不孕及宫腔粘连性不孕方面经验尤为丰富。

1. 输卵管性不孕

输卵管性不孕是指由于各种因素形成输卵管管壁肌肉收缩功能及上皮纤毛蠕动减弱或输卵管粘连、积水和阻塞等，引起输卵管伞拾取卵子及运送受精卵进入宫腔着床的功能丧失，导致女性不孕。尤师认为，输卵管位于人体的下腹部，且为肠外之物，中医学的"肠覃"与现代医学所称的输卵管炎、积水、阻塞相似。该病患者多因素体寒凉或产褥期调护不善，外感寒邪或饮食生冷，使得寒气客于肠外，气不得荣，致使肝气郁结，气机不畅，气滞血瘀，胞脉受阻，冲任不通，卵子通行受阻，不能与精子结合成孕卵，故而不能受孕。治疗上，尤师采用审病治疗、分期治疗、内外合治相结合的方法，临床得到满意疗效。

（1）**输卵管炎性疾病**：尤师治疗慢性输卵管炎经验独到，根据其发生的病因病机，强调在清热利湿、活血通络的基础上，应加以理气疏肝、益气健脾之品。尤师集多年之临床经验，自拟内服助孕方，组成如下：

党参、黄芪、白术、金银花、连翘、夏枯草、玉米须、石见穿、香附、甘草、乌药、大青叶、路路通。

方释：方中金银花、连翘、大青叶清热解毒而散热；夏枯草清泻肝经之火；石见穿清热利湿；香附、乌药两药合用，可行气止痛；党参、黄芪、白术补肾健脾益气；路路通祛风通络、利水通经；玉米须加强利水之效；甘草调和诸药。全方共奏清热利湿、益气活血通络之效。

辨证加减：输卵管积脓者，加白芷、皂角刺、紫花地丁、蒲公英，再临证酌加药物对症治疗。中药内服时，谨记清热解毒勿用寒凉之品，以防冰络塞流。因障碍多因逐年积累而致，故辨证治疗时务必注意搭配使用益气化瘀之品。

尤师认为，外治法宜选用中药辛温发散之品外敷少腹，以辅佐内服药之不能速达病所；不主张用中药保留灌肠，浓缩高渗之液无吸收之效，反复肛门操作有致阴器感染之虞。同时可结合耳贴压法治疗，穴位如下：

皮质下、内分泌、卵巢、神门、盆腔、脾、肾。

（2）输卵管积液：尤师认为：①积液中有害因子直接杀死精子和胚胎；②积液冲刷逆流宫腔，如喷水状，影响胚胎择址着床；③积液溢流宫腔，沿壁而下，隔离胚胎与子宫壁，阻隔胚胎着床。治疗上，尤师采用中药内外合治，避孕3个月；按中药综合试孕方案治疗3~6个月。辨证治疗以利湿燥湿为主，常用方药如下：

白芷、皂刺、赤小豆、薏苡仁、冬瓜皮、大腹皮、土茯苓、土贝母、泽兰、泽泻等。

方释：白芷、皂刺燥湿止带，消肿排脓；赤小豆、薏苡仁、冬瓜皮、大腹皮利水消肿排脓；土茯苓佐燥湿止带之力；土贝母可助以解毒排脓；泽泻利水渗湿，使湿邪从小便而走。全方共奏利湿燥湿、消肿排脓之效。

（3）输卵管阻塞：尤师治疗上，亦采用中药内外合治，避孕治疗3个月；按中药综合治疗试孕方案试孕3个月。辨证治以破血通络之品时，常加用如下方药：

土鳖虫、九香虫、地龙、甲珠、水蛭等。勿忘饭后服药，酌加山药以减少胃肠反应。

方释：土鳖虫、水蛭为破血逐淤之品，可破血通经、逐瘀消癥；九香虫温阳理气，以行气通络；甲珠、地龙可搜风通络。全方用药均为虫类药，五药合用可起破血通络之效。

分期治疗：①经期：主要在行经期1~6天，这一时期以治疗引起输卵管障碍性不孕的痼疾为主，行经期是新旧交替的过程，此期治疗以调理气血，因势利导，使胞宫脉络通畅，盈满之血依时而下为主；②卵泡生长期：月经周期7~17天，全力调泡助孕，调泡原则宜益肾健脾，暖巢增液，助养泡膜，宣散脉络，促泡速长，顺势而出，滋补肾精，助膜长养。从肾、脾、肝论治，促进卵泡生长。

2. 排卵障碍性不孕

尤师基于对卵泡发育本质的深刻认识及其时空特性的归纳总结，认为女性生殖以"卵巢"为本，运用"时空论"使用调泡各法，一方面根据月经周期，分期、分型、分类调治，另一方面把握时机、"择时"而治，注重对患者排卵期的即时监控指导受孕。

3. 宫腔粘连性不孕

尤师重视周期治疗，善于结合月经周期中肾阴阳转化、消长节律和气血盈亏变化的规律，并针对本病制订了一套独到的周期性用药方案。

（夏宛廷　冯桂林　靳素萍　整理）

第五节　盆腔炎性疾病

盆腔炎性疾病（pelvic inflamm atory disease，PID）是指女性生殖道的一组感染性疾病。临床以下腹疼痛，肛门、腰骶坠胀，白带增多、有异味，月经不调等临床表现为特点。该病可导致慢性盆腔痛、不孕、输卵管妊娠等，严重影响女性健康。本病属中医"癥瘕""妇人腹痛""带下病""痛经""不孕"等范畴。

一、盆腔炎

近年来，中医药在防治慢性盆腔炎中应用极为广泛，治疗方式多样，中药内服、内外合治、针药并用等，治疗效果较好。特别是盆腔炎反复发作和慢性盆腔痛，中医药治疗有明显的优势和特色。治疗以辨证论治为核心，扶正祛邪，多途径给药，内外合治。尤师治疗慢性盆腔炎经验独到，认为慢性盆腔炎之主要病机为本虚标实。本虚者，为正气不足，肝肾亏损；标实者，乃瘀、热、寒、湿之邪蓄积胞中，气血运行不畅，胞络受阻，不通则痛。一般以瘀为主因，寒、湿、热次之，肝郁也是个不可忽视的致病因素。

（一）分型表现

尤师根据其发生的病因病机，结合现代医学及中医对女性生殖系统的认识，强调在清热利湿、活血通络的基础上，加以理气疏肝、益气健脾之药，临床多获良效。其提出的重视温阳法在治疗慢性盆腔炎中的应用开拓新思路。

1. 因于实证

（1）瘀、湿、热互结：女性人流、上环、产后创伤等宫腔操作常导致术后胞脉、胞络受损，损伤必有瘀血阻滞或久瘀化热，瘀热互结，痹阻络道，不通则痛，故病者多见腹痛拒按；或素体阳亢，肝经郁热蕴扰冲任，常见腹痛、带下量多色黄、腰骶坠痛、月经不调等症；或经期性交不洁或手术感染、产物残留等，均可导致湿热之邪内侵与血相搏，积而成瘀，瘀阻络脉，气血不循常道而致经行不畅，淋漓日久，或势急如崩，瘀热久羁，滞而不去，热毒内蕴，胞脉受损，亦可致腹痛之患。治疗以清热利湿、活血通络为主。

（2）肝郁气滞：腹部胀痛或刺痛，经行疼痛加重，经来量多夹血块，带下量多，经前情志抑郁，乳房胀痛，舌脉为气滞血瘀之象。妇人肝气郁结，疏泄失常，或湿邪未尽，留滞病所，使肝经受损而疏泄失常。或久病致郁，气郁血亦瘀，气血阻滞脉络，肝郁乘脾，脾失健运，湿从内生，湿郁化热，使胞脉血行不畅，不通则痛。瘀积日久成癥瘕包块，或湿热瘀结阻滞冲任，冲任不畅，形成包块。所以肝气郁结，冲任失调亦是慢性盆腔炎的重要致病因素。治疗以理气疏肝、散结行气为主。

（3）寒湿凝滞：小腹冷痛或坠胀，经行腹痛加重，喜温恶寒，腰骶酸痛，月经色暗有块，带下淋漓，婚久不孕，舌淡暗或有瘀斑、瘀点。寒邪是不可忽视的致病因素。其寒之形成，一是外感寒湿之邪直伤冲任，寒为阴邪，易伤阳气，湿为阴邪，易困遏阳气，致阳气受损，失于温煦而内生阴寒。二是急性期过用苦寒之品。本病多由急性期迁延而来，急性期之表现多为湿热毒邪炽盛，若过用苦寒清热之品，则易损伤阳气使正虚邪恋而成慢性。三是失治误治，有部分患者表现为带下色黄，而小腹疼痛不温或冷痛，临证易被黄带所惑，辨为湿热而误用寒凉之重剂。尤师认为此乃脾虚不能运化水湿，湿浊内生，下注任带二脉，日久变生黄带，而小腹冷痛不已，为假热真寒之象，非湿热之证可比。治疗以驱寒除湿、化瘀止痛为主。

2. 因于虚证

反复下腹隐痛或胀痛，腰背酸痛，带下量多，乏力神疲，纳差，劳累后诸症加重。慢性盆腔炎常因急性盆腔炎治疗不及时或不彻底转变而来，反复发作，病程较长，气血郁滞下焦日久，必将损伤人体元气，元气不足，无力推动血液的运行，则进一步导致血流缓慢，滞涩沉积，而在经脉中形成瘀血，加重患者病情；另，元气不足，无力抗邪，外邪又可乘虚而入与虚邪相结，瘀滞于里，使病情缠绵难愈。此外，目前对于本病的治疗，临床上往往采用大量活血祛瘀加苦寒中药进行治疗，如在疾病初起阶段，病机表现为湿热壅遏或可取效于一时，但若长期应用，则可损伤人体的正气，发展为"脾气受损，久病成虚"。慢性盆腔炎患者的症状通常表现为反复腹痛、腰酸痛、劳累后加重，这些都表明此时机体的正气已虚而邪未衰，病理性质为虚实夹杂。因此正虚更为慢性盆腔炎一个不可忽视的方面。治疗以益气健脾、扶正祛邪为主。

（二）特色辨治

1. 特色验方

（1）经验方一：尤师认为，治疗慢性盆腔炎当扶正祛邪，虚实兼顾。故以清热利湿、活血通络为主，理气疏肝、益气健脾为辅，集多年之临床经验，自拟经验方。药物组成如下。

金银花、连翘、夏枯草、路路通、荔枝核、台乌、桔梗、党参、黄芪、白术。

方释：金银花、连翘、夏枯草清热解毒、散结消肿，路路通善行十二经而奏通经活络、利水消肿之功，尤师用此组药物治疗盆腔炎之湿热互结、肝经湿热者。荔核、台乌温中理气、散结止痛，桔梗行气散结，三药合用，共奏理气疏肝、散结止痛之效。尤师在祛邪之时，加党参、黄芪、白术健脾补气以扶正。全方扶正祛邪、虚实兼顾，共奏清热祛湿通络、益气健脾之功，从而达到使机体气血调畅，胞宫胞络通顺，邪去病愈的目的。在临床应用中，尤师根据患者病情之不同，在本方基础之上加减变通，以提高临床疗效。

随症加减：尤师在治疗慢性盆腔炎时注重根据患者病症侧重加减变通。伴输卵管不通者，加地龙、九香虫、土鳖虫、红藤、钩藤；输卵管积水明显者，加赤小豆、薏苡仁、大腹皮、泽兰、泽泻；输卵管积脓者，加白芷、皂角刺、紫花地丁、蒲公英；瘀血阻滞并伴有附件包块者，加红藤、败酱草、水蛭、䗪虫、生鸡内金；寒湿下注明显者，加苍术、白芷；湿热下注明显者，加黄柏、苍术；肾虚者，加桑寄生、续断、菟丝子、枸杞子。

（2）经验方二：尤师还自制益气活血化瘀之盆炎丸，组成如下：

黄芪、白术、红藤、丹参、莪术等。

方释：黄芪为君，益气固表、利水消肿、托毒排脓。白术为臣，健脾益气、燥湿利水。丹参活血调经、祛瘀止痛、凉血消痈，对多种细菌有抑制作用；红藤清热解毒、活血通络；莪术破血祛瘀、行气止痛，共为佐药。诸药合用，扶正祛邪，攻补兼施，共奏行气益气、活血化瘀、清热解毒之效。盆炎丸治疗慢性盆腔炎疗效确切，已作为湖南中医药大学附属第一医院院内制剂使用30余年。

2. 重视温阳之法

尤师治疗本病强调应求其本，并提出巧用附子增疗效，并认为阳气为一身之本。人体的一切功能，俱根于阳气。阳气足则能化生津液气血，使周身得以温煦，推动气血运行以濡养周身；阳虚则寒凝，气滞血瘀，水湿内停。尤氏认为，慢性盆腔炎多有阳气不足。一方面，盆腔炎缠绵不愈，无论是由于血瘀、寒凝或是湿滞，俱为阴邪，久病则伤阳；另一方面，疾病既成慢性，本身即说明正虚邪恋，阳虚则无力抗邪。而寒凝、湿阻、气滞等症状，往往是由于阳气不足而失去温煦和推动，从而产生虚实夹杂的病机，百症丛生。但究其根本，大多有阳虚的病机在内。临床上在多种治疗效果不显时，加用少量温阳药往往可提高疗效，其根源即在于振奋体内阳气，使各脏功能得以恢复，则气血生化有源，瘀血、湿浊也自然易于驱逐。

温阳药当以附子为首，由于附子辛、甘，大热，有毒，用之不当可造成严重的毒副作用，故往往为临床医师所忌用。这也是造成温阳法未能在慢性盆腔炎的治疗中推广应用的原因。附子归心、肾、脾经，具有回阳救逆，补火助阳，逐风、寒、湿邪的功效。近年来对附子的药理学研究发现，附子还具有调节免疫、抗炎止痛的作用。由于慢性盆腔炎主要为免疫有关的无菌性炎症，而药理学研究则证实，附子在盆腔炎治疗中的应用是有科学依据的。在对于慢性盆腔炎缠绵不愈时，治疗上应时刻顾及扶助阳气，切不可以一味地攻邪以免进一步伤正，造成疾病的迁延不愈。尤其是当采用常规的清热除湿、化瘀止痛等治疗而效果不佳时，则应转变思路，考虑加用附子等温阳的药物。只要辨证明确，使用得当，在对盆腔炎的治疗上能取得更好的疗效。

二、输卵管炎性疾病

输卵管炎性疾病属于女性盆腔炎性疾病中最常见的病种，而据研究表明，在导致女性不孕的因素中，输卵管因素占1/3。近年来，此类不孕症患病率明显增加，因此输卵管疾病已引起生殖专家广泛关注。输卵管积水属于中医学"肠覃""不孕""妇人腹痛"等范畴，《素问·至真要大论》载："诸湿肿满，皆属于脾。"脾虚致水湿运化失司，瘀阻湿停而致病；妇人经行产后，气血虚损，血室大开，湿热毒邪乘虚内侵，邪与血结，阻滞气机，气滞血瘀，病久致有形湿邪停聚胞络而发病。

特色辨治

1. 验方释义

尤师认为本病属于本虚标实之证，其本在脾肾亏虚，其标为痰、湿瘀等病理产物，阻滞络脉。湿热瘀毒阻滞经络，导致腹痛、发热、带下量多，治疗应以活血散结、利水排毒为主，扶元固本为辅。治疗上，尤师以内服加外敷以及结合体位疗法协同治疗输卵管炎性疾病。尤师自拟内炎方，组方如下：

党参、黄芪、白术、连翘、夏枯草、大青叶、橘叶、雪莲花、乌药、木槿花、三七花、白芷、皂角刺、赤小豆、路路通。

方释：党参、黄芪、白术益气健脾、扶正驱邪，同时白术还可燥湿止带，三药合用，同奏健脾之功，而益气血生化之源，阴平阳秘，脾健湿去。连翘、夏枯草、大青叶、橘叶为行气清热散结、化痰消肿毒之品。雪莲花温而不燥，较吴茱萸、肉桂之类性质和缓。乌药性微温，可行气宣通、温肾散寒。尤师认为"多虚多瘀"是妇科疾病的特点，且水湿为阴邪，得温则行，雪莲花和乌药二者甘温，在本方中同用起反佐之效，以防连翘、蒲公英之寒凉太过，且温通积液，助水运行，增强全方解毒之效。木槿花、三七花同用，活血宣散通脉、散积消癥祛瘀；白芷、皂角刺、赤小豆连用温中燥湿，散结排脓；白芷辛散消肿，燥湿止带；皂角刺性锐，长于攻坚，泻血中之湿之毒，善于托毒排脓、活血消肿；赤小豆性善下行，能通利水道、行水消肿。路路通苦辛性平，偏入下焦肝肾，苦能疏泄，善行十二经而奏通经活络、利水消肿之功，为治疗慢性输卵管炎之要药。与党参、黄芪、白术相伍，通而不破，稚于至和，共奏益气健脾、散结消肿之效。全方合用有活血散结、利水排毒、扶元固本之功，共奏祛湿化瘀、散结消肿、清灵胞脉之效。

2. 特色外治

（1）外敷协助：整体、局部双管齐下

《太平惠民和剂局方》中记载："若其病既有定所，在皮肤筋骨之间，用药包敷之，闭塞其气，使药性从毛孔而入其腠里通经贯络，或提而出之，或攻而散之，教服药尤为得力。"在用中药内服治疗 IVF-ET 患者输卵管积水的同时，尤师主张内外同治，在非经期嘱患者使用自制的外敷包以温经行气、化瘀消积，组成如下：

艾叶、乳香、没药、荞麦、大血藤、当归、姜黄、败酱草、虎杖等。嘱患者将外敷包浸湿蒸热后外敷于患侧小腹部。

方释：荞麦、没药、艾叶、姜黄等药物清香穿透，引导群药，借助温热之力渗透入皮毛腠理，循经走络，直达病所，以达到温经通络，加速局部血液及淋巴循环，改善周围组织营养，使停聚于下腹部的湿瘀之积水得以逐渐软化，徐徐消融，从而内外同治，增强药物效果。

尤师不主张用中药保留灌肠，因浓缩高渗之液无吸收之效，且反复肛门操作有致阴器感染之虞。尤师也不主张使用手术开窗造口放水，或结扎或钳夹输卵管。手术虽解输卵管之水塞，但增输卵管之窄，又损伞端之摄，伤巢血供，致试管卵巢低反应发生率增加。建议输卵管栓塞后试管进周。但尤师对输卵管栓塞治疗进行思考，一是栓塞物有无毒害作用，会不会反流，影响着床。二是栓塞时有无损伤宫腔及宫角的可能，有待临床研究进一步证实。

（2）体位配合：方法多样，确保疗效

对于一侧输卵管积水的患者，尤师嘱其中药外敷患侧输卵管积水的同时采用侧卧位，有积水一侧倾斜向上，配合外敷法促积水温散，增强输卵管自身的蠕动作用，并在重力作用下沿输卵管流入宫腔，热敷 30 ~ 40 分钟后立即跳绳，单脚站立，重心完全落在输卵管积水的对侧脚上，使患侧输卵管积水继续倾斜向上，跳动 200 次，使集聚在宫腔内的液体自阴道排出。每日 2 次。若 IVF-ET 患者为双侧积水，可先治疗一侧的输卵管积水，再换边侧卧治疗另一侧的积水。

（夏宛廷　黄川雨　冯桂林　李苏晨　靳素萍　整理）

第六节　卵巢占位病变

卵巢占位病变（如肿瘤等）发生率逐年升高。其中卵巢癌是女性生殖器常见的三大恶性肿瘤之一，是女性生殖器常见肿瘤，有各种不同的性质和形态（一侧性或双侧性、囊性或实性、良性或恶性），其中以囊性多见。因早期诊断困难，就诊时 70% 已属晚期，是威胁女性生命最严重的肿瘤之一。为此，尤师从现代医学及中医对卵巢囊肿的综合认识出发，从发病机理着手，辨证论治，临床多获良效。

一、病因病机

卵巢囊肿（多见良性浆液性和黏液性等赘生性卵巢肿瘤）是妇科常见的良性肿瘤。中医无"卵巢囊肿"这一病名，依据其临床表现及体征，属于中医"癥瘕""积聚""肠覃"等范畴。《灵枢·水胀》中即云："肠覃如何……寒气客于肠外，与卫气相搏，气不得荣，因有所系，癖而内著，恶气乃起，息肉内生，其始生也，大如鸡卵，稍以益大，至其成如怀子之状，久者离岁，按之则坚，推之则移。"这段论述与卵巢囊肿的形成和临床表现基本相似，并指出了发病原因及机理，为中医临床诊治本病奠定了理论基础。

尤师认为，卵巢囊肿的发生主要是因机体正气不足，风寒湿热之邪内侵，致脏腑功能失常，气机阻滞，瘀血、痰饮、湿浊等有形之邪凝结不散，停聚下腹胞宫，日月相积，发为本病。病程日久，正气虚弱，气、血、痰、湿互相影响，故多相互兼夹。因此，尤师认为卵巢囊肿的主要病因病机是气滞血瘀、痰湿瘀结，治拟活血化瘀消癥、清热利湿化痰。因长期使用活血化瘀消癥及清热利湿化痰之药，难免会损及脾胃；再者，中药入口，须依靠后天之本——脾胃消化吸收，方能发挥药效，故尤师治疗本病时尤重脾胃的调护。

二、特色辨治

尤师对气血津液失调引起的气滞血瘀、痰湿瘀结所致癥瘕、肠覃等常采用活血化瘀消癥、清热利湿化痰法以治之。在临床诊治中，必用党参、黄芪、白术等培补正气以扶正，加之活血化瘀、化痰软坚散结、理气行滞之品以祛邪，攻补兼施，使祛邪不伤正。尤师治疗卵巢囊肿经验丰富，方法独到，内外合治，常用口服中药、中药保留灌肠、耳穴多种治疗方法综合治疗，并在月经期顺应月经周期变化进行调理，疗效显著。

1. 内服法

自制内服方，组成如下：

土茯苓、赤小豆、薏苡仁、泽兰、泽泻、连翘、夏枯草、土贝母、路路通、党参、生黄芪、鸡内金、白术、甘草。

方释：方中土茯苓、赤小豆、薏苡仁、泽泻、泽兰清热利湿、活血化瘀，配伍连翘、夏枯草以增强清热散结之功。土贝母有化痰、散结、解毒之功。路路通疏肝气、利水道、通经络而达病所。《医学入门·妇人门》谓："善治癥瘕者，调其气而破其血，消其食而豁其痰，衰其大半而止，不可猛攻峻施，以伤元气，宁扶脾胃正气，待其自化。"因此，尤师擅用鸡内金及白术顾护脾胃。又如张锡纯曰："若治瘀血积久过坚硬者，非数剂所能愈，必以补药佐之，能久服无弊。"方中用党参及黄芪健脾、补气升阳以扶正，方可使祛邪不伤正。

2. 外治法

尤师自制中药保留灌肠方组成如下：

三棱、莪术、白芷、皂刺、红藤、败酱草、乳香、没药、土鳖虫、水蛭、石见穿（经期禁用此方）。

方释：保留灌肠方中白芷、皂刺、三棱、莪术、红藤、败酱、乳香、没药、石见穿等加强其活血化瘀、清热解毒、消痈排脓之功。配以虫类药，如土鳖虫、水蛭，以加强其破瘀消癥之功。经期中药保留灌肠需暂停使用，以免导致患者月经量多或经期延长。

尤师推荐结合耳穴运用，提高疗效。耳穴选用：

内分泌、皮质下、盆腔、神门。

取穴释义：贴压内分泌、皮质下、盆腔、神门四大耳穴可疏通经络，调整人体气化功能，促进机体内废物代谢。

由于卵巢囊肿病机错综复杂，病势缠绵，病程迁延，因此在治疗上难求旦夕之效。长期使用活血化瘀消癥及清热利湿化痰之药，难免会伤及脾胃。再者，中药入口依靠后天之本——脾胃消化吸收，才能发挥药物之疗效。故若脾胃不健，运化失司，纵有良药也难以达到预期疗效。因此尤师在治疗本病时注重脾胃的调护，予白术、鸡内金以健脾和胃、行气消坚。

（谢佳 胡幽兰 邓礼林 整理）

第八章 时尚疾病

第一节 生殖辅助介入

1978 年，人类第一例体外受精后代在英国诞生，随后建立的超排卵技术，使不孕症的治疗便有了突破性的进展（图 8-1）。在之后短短 20 年间，以体外受精 - 胚胎移植（in vitro fertilization and embryo transfer, IVF-ET）为代表的辅助生殖技术，已发展成为生殖医学的重要组成部分和临床治疗不孕症的常规手段之一。理论上讲，IVF-ET 是一个并不复杂的过程，它包括获取卵子、精子，使本来在体内发生的受精过程在体外进行，然后再将受精卵或胚胎放回母体内。这一临床应用的成功，不仅依赖于成熟精确的技术、相关环节准确无误的配合，还有其他各种不明因素的综合影响也不容忽视。可以认为，IVF-ET 实际上是患者及医疗人员都注入很大希望，同时又害怕失败、极易感情化的一个历时较长、较昂贵的治疗过程。

近 20 年来，尤师在临床中西医结合诊治排卵功能障碍、卵巢储备功能低下等为主的女性内分泌疾病时，开始陆续接诊 IVF-ET 相关病例。从了解 IVF-ET 主要步骤、方案、过程，关切失败者在施术中的主要痛苦和体会，分析、思考 IVF-ET 失败的可能原因，探索中医辅治的切入思路、环节、方法，并在临床实践中逐渐完善、总结，继而初步形成了中医辅治的理念、目的和相对稳定的治疗思路与方案（图 8-2）。

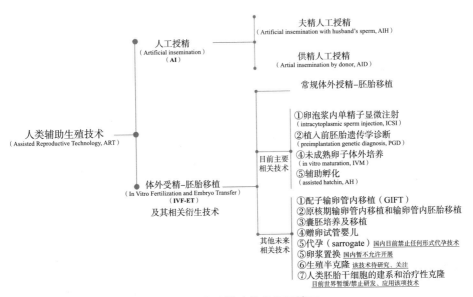

图 8–1　生殖辅助技术发展情况

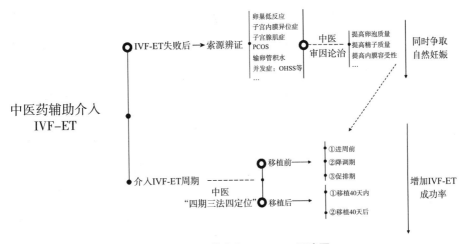

图 8–2　中医药介入 IVF–ET 思路图

一、IVF 失败后治疗

（一）中西医合参辨病

1.天癸衰竭，子萎不受：高龄女性、卵巢低反应

（1）概念：ART 控制性促排卵（controlled ovarian hyperstimulation，

COH）时，对促性腺激素（gonadotropin，Gn）反应差，表现为卵泡数量少、E_2 峰值低（300pg/mL）、妊娠率极低。发生率为 9%~24%。

（2）诊断标准：COH 时 ≥ 14mm 的卵泡数 ≤ 3~4 个，或获卵数 ≤ 3~4 个；排卵前 E_2 峰值 <300~500pg/mL；总 Gn 用量 ≥ 44 支，或平均每日 Gn 用量 ≥ 300U，或 Gn 刺激周期 ≥ 15 天。

（3）本质：卵巢储备功能低下，即卵巢内存留的卵泡生长、发育，形成可成熟的卵母细胞的生育潜能降低。在 IVF 周期中发生低反应，是卵巢老化的最早征兆。相关疾病累及如 EMS 包括子宫腺肌病、巧克力囊肿、盆腔内膜异位症，少数 PCOS 患者，即便卵巢储备功能正常，在 COH 时，对各种方案均反应低，获卵数极少。盆腔手术史累及如卵巢囊肿/畸胎瘤/巧囊剔除、一侧卵巢切除、宫外孕、输卵管整形、输卵管结扎、盆腔粘连分离、盆腔内异病灶灼除等腔镜和开腹手术，均可不同程度破坏卵巢组织或影响卵巢血供，使卵巢功能受阻。

2. 土囊匮乏，遗失他地：内膜容受性不良

当宫腔着床环境差，当病变由内膜组织直接由宫腔内膜处向肌层生长时，临床表现为月经量多或轻、中度痛经及 B 超显示子宫稍大、内膜增厚伴小囊样液暗区，影响胚胎着床与长养。当病变表现为内膜在肌层弥漫性生长时，临床表现为月经量正常或中、重度痛经，B 超显示子宫增大、肌层增厚伴小囊样液暗区或局限性腺肌瘤，影响胚胎着床与长养。内膜组织直接由宫腔内膜处向肌层生长。内膜在肌层弥漫性生长局限性腺肌瘤。

子宫内膜异位症为出血性疾病、炎症性疾病、类肿瘤性疾病和子宫内膜性疾病，病机复杂、极具侵袭性和复发性，很难以单纯"瘀血"理论去阐释这一复杂的病证，它引起的逐渐加重的难以忍受的疼痛、造成的不孕，以及手术后极易复发等很多问题仍然需要继续探索、解决。

3. 子管积水，累及子核

尤师领悟输卵管的五种力量为蠕动、张合、抚按、揉按、吸拉。通过五种力量可以影响输卵管积水容量，加速输卵管积水回流。但输卵管一般局部发生病变，力量减弱，产生的积液对妊娠的影响：一是有害因子直接杀死精子和胚胎，二是积液冲刷逆流宫腔影响胚胎择址着床，三是积液溢流宫腔阻隔胚胎着床。

（二）特色辨治

1. 卵巢低反应调治

临床特点：年龄偏高，卵巢储备功能值低，卵子数目减少，卵子质量低。相关疾病累及，如 EMS、PCOS、卵巢发育不良、结核、甲低、免疫抗体（抗卵巢抗体、抗透明带抗体、抗 Gn 受体抗体）等。

病机定位："脾""肾"两脏。

病机分析：尤师认为，这类患者一方面是自身原因引起的，另一方面则是体外受精 - 胚胎移植术后引起的后遗症，而这也是最突出、最棘手的问题。肾主生殖，肾气亏虚是本病不孕的最主要病因。肾阴不足，不能发育成熟。先天禀赋不足或后天房劳多产导致血海空虚，肾阴不足，癸水不充，阴血失调，不能涵养子宫，使其顺应月经周期的演变，则精卵不能发育。卵泡的成熟和排卵与肾的关系密切。而女性生殖功能的正常以肾气 - 天癸 - 冲任 - 胞宫的平衡协调关系为前提，卵子属生殖之精的范畴，先天生殖之精藏于肾。肾阴充沛是卵子发育成熟的必备基础，冲任经脉气血和畅则是排卵的条件。肾阴不足，癸水不充，精卵失养，卵子因缺乏物质基础而不能成熟；肾阳亏虚，不能鼓舞肾阴的生化和滋长，也会导致卵子不能发育成熟。脾虚为重要原因：肾为先天之本，脾为后天之本。脾与肾相互依存、相互资助。人体所有的生命活动都有赖于后天脾胃摄入的营养物质，先天不足，也可依赖后天脾胃的调理进行补充。脾主运化，可化生水谷精微，使五脏六腑得以营养滋润。肾精在脾胃运化的水谷精微的充养作用下，才能得以不断充盈和成熟。卵泡需要脾胃运化的精微物质与水液的不断充养才能正常发育，形态才能饱满匀称。脾为气血生化之源，精卵结合后同样也需要依靠脾胃运化的水谷精微物质的滋养支持。

治疗核心：经期治疗原发痼疾，因势利导；平时主以补肾填精，辅以健脾。

自拟经验方：

自拟调经汤：柴胡、白术、当归、台乌、泽泻、橘叶、泽兰、香附、茺蔚子、路路通、月季花、甘草等。经期服用。

经期在调经的同时辅以治疗原发疾病：子宫肌瘤加山楂、鸡内金；巧克力囊肿加土鳖虫，水蛭；盆腔炎加土茯苓、土贝母、金银花、连翘。

自拟护卵汤：熟地黄、紫河车、石斛、菟丝子、桑葚、覆盆子、橘叶、山药、莲肉、黄精。平日服用。

证治加减：偏阴虚者，佐以滋肾阴药，如沙参、玉竹等；偏阳虚者，加温补肾阳药，常用药物有淫羊藿、巴戟天、紫石英。腹胀者，去滋腻之熟地黄；小便短赤者，加车前子清热利湿；大便干结者，加生白术。

根据卵泡的生长发育周期，低反应患者在再次进周前以 3 个月经周期为 1 个疗程，必要时重复 1 个疗程，促使卵巢功能得以恢复改善，为始基卵泡发育成窦前卵泡做好准备，即为募集与促排打下良好基础。

2. 子宫内膜异位症、腺肌症调治

临床表现：痛经，B 超提示子宫内膜异位症、子宫腺肌症。

病机定位："心""肝"两脏。

病机分析：中医归属于"血瘀"，除主症表现为"痛""堕""胀"外，还会导致不孕症，文献表明不孕症妇女中 30%～50% 患内异症。尤师认为子宫内膜异位症不孕是以血瘀为主要病机，多由情志不遂，肝失疏泄，气机阻滞，冲任气血运行不畅，复外感寒邪，凝滞胞宫脉络，内外合因，以致两精不能相合而致不孕。瘀血占据血室，致血不得归经而成离经之血，或逆流于胞宫之外，或蕴结于肠膜脉络肌肉之间，积成血瘕，离经之血积聚于局部，则成瘀血。血瘕之血亦为血，血得寒则凝，得温则行，得热则溢，故尤师强调"血以调为补"，即通过调整和纠偏以消其瘀、凉其血、温其寒。妇人以血为本，但血赖气以行，"气运乎血，血本随气以周流"。而气之在人，和则为正气，不和则为邪气。"痛脉多弦，弦脉属肝"，肝藏血，喜条达，主疏泄气机，肝气郁结，气机阻滞，气滞则血瘀，瘀血停留胞宫、胞脉，经行之际，血不下行，"不通则痛"，故可致内异症。《傅青主女科》说："经欲行而肝不应，则拂其气而痛生。"指的即是肝气郁结，气机不利，使气血运行受阻，不通则痛，故而见经行腹痛或持续性下腹疼痛。而"心主血脉""诸痛疮疡皆属心"，心气不足，推动血脉无力，使得血不归经，

滞于胞宫，也可致内异症发生。诊治时应考虑其发病与肝、心的关系。

治疗核心：疏肝理气、活血化瘀，兼顾心经。

自拟经验方：自拟内异方主之（详见本篇第八章第三节胞宫论病"子宫内膜异位症"）。

3. 输卵管积水调治

临床表现：妇科检查可表现为附件饱满、条索样增厚及肿块等。超声可见子宫旁囊性肿块，呈腊肠状、弯曲肠管状或盲袋状，边界清，内为无回声区，无回声区内可见稀疏点状回声，肿块一侧可见正常卵巢声像图，肿块边缘偶见点状血流信号。现代医学认为，输卵管积水是输卵管受病原体感染引起炎症后，由于炎细胞的浸润形成水中内膜肿胀、间质水肿、渗出，输卵管黏膜上皮脱落，黏膜细胞分泌液积存于管腔内，或因输卵管炎症发生峡部及伞端粘连，阻塞后形成输卵管积脓，当输卵管内脓细胞被吸收后，最终成为水样液体。

病机定位："脾""肝""肾"三脏。

病机分析：输卵管积水既是导致不孕的原因之一，也是 IVF-ET 最常见的失败原因之一。积水使得输卵管不能正常地输送精子、卵子和受精卵；同时也影响受精卵着床。《灵枢》中记载："肠覃如何……寒气客于肠外，与卫气相搏，气不得荣，因有所系，癖而内著，恶气乃起，肉乃生。其始生也，大如鸡卵，稍以益大，至其成如怀子之状。久则离岁，按之则坚，推之则移，月事以时下，此其候也。皆生于女子，可导而下。"尤师认为，输卵管积水位于下腹部，且为肠外之物，该段论述中，肠覃即与输卵管积水相似，故本病应归属于中医学"肠覃"范畴。而寒气内犯、肝气郁结是本病不孕的主要病机。多因素体寒凉或产褥不善调护，外感寒邪，饮食生冷，使寒气客于肠外，气不得荣，致使肝气郁结。而肝主疏泄，条达气血，调畅气机，疏通水道，能保证各个脏腑活动的正常进行。如肝失疏泄，则气机不畅，气滞血瘀，经脉不利，水道不通，以致血液不行，水湿不运，胞脉受阻，冲任不通，卵子通行受阻，不能与精子结合成孕卵，故而不能受孕。

治疗核心：活血散结、利水排毒为主，扶元固本为辅。

自拟经验方：破瘀通经方主之（详见本篇第七章第四节"不孕症"之输卵管炎症部分）。

4.PCOS 调治

病机特点：肥证：多属肾阳虚证、脾虚痰湿证或痰瘀互结证；瘦证：肾阴虚证、肝郁气滞证或肝郁化火证。

病机定位："脾""肝""肾"三脏。

病机分析：尤师根据中医学理论及个人临床经验，认为其病机主要以肾虚为主，肝郁脾虚，痰瘀为标，与心神失藏有关。①肾虚为本。《素问·上古天真论》曰："女子二七而天癸至，任脉通，太冲脉盛，月事以时下，故有子。""经水出诸肾。"月经的产生与肾密切相关。肾主藏精，肾精通过经脉滋养冲任。临床上较多 PCOS 患者于青春期月经初潮后即发病，其直系亲属中有月经不调、糖尿病、高血压等病史，说明该病的发生与禀赋不足有关。②肝郁脾虚。《校注妇人良方》谓女子"郁怒倍于男子"。血是月经的物质基础，诸经之血除营养周身以外皆藏于肝。肝主疏泄，疏调气机，流畅气血，疏通经络，并与冲任二脉通过经络相连。若素体脾虚，或肝郁乘脾，脾失运化，不能输布水谷精微，则形成痰、湿。③痰瘀为标原，痰瘀互结相生为病，痰浊是本病最基本的致病因素，无形无踪，又无处不到，能直接或间接影响脏腑、经络、气血，引起疾病的发生发展，成为致病因素。肾、肝、脾三脏功能失调，水液代谢失常，水湿痰浊内生，致痰湿壅阻，或脂膏夹湿阻滞冲任及胞脉，经滞而行，壅塞胞宫。④心神失藏。《素问·灵兰秘典论》谓："君主之官，神明出焉。""心者，五脏六腑之大主也，精神之所舍也。"心主血脉、心藏神、主神志，情志与五脏气血的密切关系是通过心神的调节来实现的，是以心神为主导的各脏腑功能活动的综合体现。

证候特点：根据体型将 PCOS 患者分为肥瘦两型。

肥证：PCOS 患者大部分体型肥胖，症见经行延期，或月经量少，或闭经，或阴道不规则流血，量多或淋漓不尽，色淡质稀或黏腻如痰。带下量多黏稠。伴见胸闷脘痞，呕恶痰多。舌胖淡或边有齿痕，苔白腻，脉滑。辨证多属肾阳虚证、脾虚痰湿证或痰瘀互结证。

瘦证：形体偏瘦，症见月经稀发、闭经或阴道不规则流血，量时多时少，经行不畅，或有血块，或淋漓不尽，质清稀或色鲜红，质稍稠。伴见腰膝酸软，眩晕耳鸣，失眠多梦，手足心热，咽干颧红，急躁易怒，情志失畅，胸胁胀满不舒或乳房胀痛，少腹胀痛拒按，小便短赤，大便干结，或痤疮丛生，口干口苦。舌暗红少津苔黄，脉弦数。辨证属肾阴虚证、肝郁气滞证或肝郁化火证。

治疗核心：尤师临证按肥、瘦两证论治，分为经期、经后期分期论治，进周前运用中药调治 2～3 个月，改善卵巢功能状况。

分证论治、分期论治：详见本篇 PCOS 部分。

二、IVF 移植前后治疗

尤师在顺应 IVF-ET 医疗程序的前提下，用中医妇科对生殖生理、病理的理论认识和指导，以辨证论治为灵魂，病、证、症结合互参，充分发挥中医综合治疗优势，构建了一个中西医皆懂，简捷易行，操作、重复性强，便于推广的"种子论"中医辅治方案，即"四期三法四定位"（图 8-3）。

四期：降调期、促排期、移植期、妊娠期。

三法：中药治疗法、食疗煲汤法、耳穴贴敷法。

四期分期，期期对应，步步严谨。三法同施，药食互补，药针互助，有效安全。

四定位：心、肝、脾、肾。

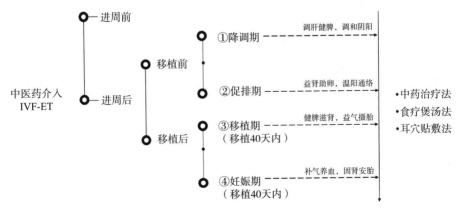

图 8-3　IVF-ET 移植前后中医药介入思路图

（一）进周前治疗

参照本节"一、IVF 失败后治疗"，根据不同病因选择不同辨证治疗。

（二）进周后治疗

1. 移植前论治

（1）第一期：降调期

此期特点： 降调期是运用 GnRH 激动剂使垂体表面促 GnRH 受体脱敏，使 Gn 分泌处于低水平，抑制内源性及早发的 LH 峰的产生，使多个卵泡同步发育，募集到更多的卵泡，并能改善卵子质量。

脏腑定位： 心、肝、脾。

治疗核心： 降调期卵泡处于"休眠"的状态，治疗定位在心、肝、脾，须调肝健脾、清心安神、调和阴阳。心为五脏六腑之大主，为君主之脏，主神明，定魂魄，心神宁静方可使机体处于安静和缓的状态；肝气调达、阴阳调和助卵巢宁静"休养"后募集到更多卵泡。脾为后天之本，气血津液化生之源，培补后天脾胃化生精气以滋养卵巢孕育优质卵泡。降调期间用中医辅助治疗，以不影响降调效果为治疗准则。故勿使用活血化瘀、通经活络、温补肾阳、暖巢动卵之药品和治疗方法。

治疗方法：

①经验方：自拟降调方，组成如下：

柴胡、白芍、当归、白术、珍珠母、酸枣仁、绿梅花、台乌、夜交藤、玳玳花、龙骨、葛根、薄荷、甘草等。自降调当日开始，每日 1 剂，水煎服，早晚两次分服，连服 9 天。

以逍遥散加减使肝脾调和，疏肝解郁，养血健脾，加玳玳花行气解郁力缓不伤阴，使机体处于"宁静状态"，夜交藤、酸枣仁、珍珠母宁心养血以安神，葛根通络督脉，全方起调肝健脾、清心安神、调和阴阳之意。

②食疗方：自拟食疗降调煲：于降调第 2、9 天各服 1 煲。降调煲养心安神、护卵养泡，配合针灸，取神门、心、脾、肝四处耳穴进行贴压。

③外治法：耳穴贴压：脏腑辨证病位主要在肝、心、脾。取穴：神门、心、脾、肝。轻柔按穴，每日 2 次，每次 10 分钟。

其中肝、脾穴能调肝健脾，调节机体平衡，促进内分泌的稳定；神门、心穴能清心安神，调和阴阳。

尤师根据不同的施术方案，采取不同的降调辅治方法。例如：降调 1 次方案（长效长方案、短效长方案）在降调 9～11 天后月经来潮，以此为限界是中医降调辅治实施期。限界前可使用具有降调效应的中药 9～11 剂和降调煲 3～4 个；降调 2 次方案（超长方案）在第 1 次降调 9～11 天后月经来潮，第 2 次降调 9～11 天后不来月经，以第 2 次降调 11 天后为限界实施中医降调辅治。在第 1 次降调至第 2 次降调期间，以影响试管成功痼疾的治疗为主，限界前可使用具有降调效应的中药 9～11 剂和降调煲 3～4 个；在无降调方案中（自然周期、拮抗方案等）不实施降调的方案则不应实施中医降调辅治。

（2）第二期：促排卵期

此期特点：促排期运用 Gn、氯米芬等产生超促排效应，在短时间内促使卵母细胞成熟，多个优势卵泡迅速发育。促排期间，患者有可能出现卵巢低反应、卵巢过度刺激征、LH 峰提前到来等情况而影响 IVF 的进行。为此中医辅助配合提高卵子质量、提高或控制卵泡数量以及消除促排本身带来的不良反应。

脏腑定位：肾、心、脾。

治疗核心：促排期应"唤醒"卵泡，促进优质卵泡生长同步化、快速发育和长养，以利于顺利取卵。治疗定位于肾、心、脾三脏，须益肾助卵、温阳通络。肾主生殖，肾藏精，卵子属生殖之精的范畴，肾精充盛是卵子发育成熟的物质基础，肾阴不足卵子因缺乏物质基础不能成熟，肾阳亏虚不能温煦肾阴的生化和滋长，会导致卵子的发育不良。肾为先天之本、脾为后天之本，脾肾先后天相滋，肾中精气亦有赖于脾运化水谷精微的培养和充养才能充盛，且卵泡的迅速长大，不仅需要肾精的充足，同样也需要脾胃运化大量水谷精微物质促进发育成长。如此脾肾双补，补肾益精，健脾益气，后天助先天，合力共助卵泡发育、内膜长养。心主血，肾藏精，精血之间相互资生、相互转化，血可以化而为精，精亦可化而为血。心血的充足也为肾精充实奠定了基础，精血之间的相互资生有利于泡膜的长养。

此期勿使用活血化瘀、通经活络、收敛固涩、凉巢寒宫之品和治疗方法。

治疗方法：

①经验方：自拟促排方，组成如下：

熟地黄、百合、山药、莲肉、桑葚、覆盆子、菟丝子、枸杞子、玄参、石斛、玉竹、巴戟天、黄精、三七花、甘草等。自促排当日开始，每日1剂，水煎服，早晚两次分服，连服8天。

方中黄精、玉竹、石斛、桑葚、枸杞子等为平补肾阴之品，共用可滋补肝肾、养阴补血、清降虚火；加山药、莲肉、百合可在补肾的同时健脾养胃、养心安神、调和心脾；覆盆子、菟丝子可补肾固精、调理冲任、补肾阳、滋肾阴。上述诸药，合用使肾阴得养、肾阳得化，正谓"善补阳者，阴中求阳，则阳得阴助而生化无穷；善补阴者，阳中求阴，则阴得阳升而源泉不竭"。三七花可活血通经，使气血调达，冲任通畅；甘草调和诸药。全方补中有通，静中有动，益肾助卵，温阳通络，以帮助卵泡尽快成熟。

②食疗方：自拟食疗促排煲：暖巢填精，助卵养泡。

③外治法：耳穴贴压：脏腑辨证，病位在肾、心、脾。取穴：

内生殖器、盆腔、心、肾。耳穴贴压，轻柔按穴，每日2次，每次10分钟。

其中内生殖器、盆腔穴可促进机体激素的分泌，促进卵泡的生长发育；肾可补，充肾中之精气，以助泡成形；并配合心穴可养心安神。

2.移植后论治

（1）第三期：移植期

此期特点：在取卵过程当中，抽吸卵泡导致颗粒细胞丢失过多，使颗粒黄体细胞数量减少，缺乏胚胎着床时需要的黄体支持；卵巢过度刺激引起雌激素、孕激素过高，使内膜与胚胎发育不同步，内膜容受性降低，影响种植率，或在移植后很有可能反射性地引起子宫收缩而影响着床。针对上述移植过程中出现的医疗瑕疵，尤师运用传统中医，增强子宫黏附能力，助内膜长养，改善内膜容受性，稳固胚胎着床。

脏腑定位：脾、心、肾。

治疗核心：此期定位脾、心、肾三脏，须健脾滋肾、益气摄胎。脾主运化，为后天之本，化生水谷精微，脾运则使胞宫精气盈满，内膜得以长养，提高内膜容受性，利于胚胎着床，且脾气健运，摄胎有力。肾主生殖，系胞脉，胞胎的稳固与长养同样需要肾精的充实与肾气的稳固。先后天互滋，以达生生不绝。心主神明，主血脉，系胞宫脉络，养心则血生，心宁则胎安。因此胚胎的顺利植入与脾、心、肾三脏有关。

治疗方法：

①**经验方**：尤师自拟着床方，组成如下：

党参、黄芪、白术、苏梗、山茱萸、山药、莲须、石莲子、川续断、甘草等。自移植当日起，每天 1 剂，水煎服，分 2 次煎服，连服 12 天。

《医学衷中参西录》云："白术，性温而燥，气不香窜，味苦微甘微辛，擅健脾胃，消痰水，止泄泻，治脾虚作胀，脾湿作渴，脾弱四肢运动无力，甚或作疼。与凉润药同用，又善补肺；与升散药同用，又善调肝；与镇安药同用，又善养心；与滋阴药同用，又善补肾。为其具土德之全，为后天资生之要药，故能于金、木、水、火四脏，皆能有所补益也。"以上诸药合用，共奏健脾益气、摄托胎元之功。

②**食疗方**：自拟食疗着床煲，于移植第 2、7 天各服 1 煲护卵养膜，助胚着床。

③**外治法**：耳穴此期脏腑辨证病位在脾、心、肾。取穴：

脾、心、肾、肝。耳穴贴压，轻柔按穴，1 日 2 次，每次 10 分钟。

其中脾、肾两穴可健脾滋肾，聚精助膜，益气摄胎；心、肝两穴可养心调肝，条畅气机，以助胚胎稳固。

（2）**第四期：妊娠期**

此期特点：在 IVF-ET 过程中垂体降调导致肾虚，在超排卵短时间内天癸大量泌至，耗损肾之阴阳，肾中精血相对不足，而肾主生殖，胞脉系于肾；脾为后天之本，气血生化之源，故有"肾主固胎，脾主载胎"之说。胎元之载养全赖于先天之肾气与后天之脾气的相互协调，才能维系正常的妊娠。所以 IVF-ET 治疗后妊娠比自然妊娠更易发生先兆流产。因此一旦确定胚胎已着床就应及时保胎。

脏腑定位：脾、肾。

治疗核心：此期应补气养血、固肾安胎。尤师认为先兆性流产的主要病因为肾虚，胎元不固以及脾虚，气血不足，不能滋养胎元。《傅青主女科》曰："夫胎之成，成于肾脏之精。"肾藏精，主生殖，冲为血海，任主胞胎。肾之精气充盛是胎孕的物质基础，肾气充盛，胞有所系，胎有所养。肾气受损，则冲任不固不能固摄胎元，系胎无力，以至胎动，甚则滑胎，故补肾固冲为安胎的首要治法。巢元方曰："气血不足者，固不能养胎，所以数堕也。"此所谓"疏得一分气，养得一分血"。妊娠后，胎元全赖母之气血滋养，因此安胎要在补肾的基础上加入益气养血之品。

治疗方法：

①经验方：尤师自拟养胎方，组成如下：

菟丝子、山茱萸、山药、莲须、石莲子、桑寄生、川续断、甘草等。每日1剂，水煎服，早晚两次分服。

菟丝子性平，阴阳双补，补而不峻，微温不燥，固冲任安胎。张锡纯谓："愚于千百味中药中，得一最善治流产之药，乃菟丝子是也。"胎居母腹，能汲取母体精血以长养，人与天地相参应，取象比类，自然界中菟丝子无根，绕于豆根之间，不日便不见豆根，而见成片菟丝子。桑寄生，其味苦甘，其气平和，不寒不热，能养血安胎气、补肾固胎，其无根寄生于桑树上吸取营养生存，故此二药能补肾固胎，肾旺自能萌胎。山药味甘、性平，入肺、脾、肾经，补脾胃、益肺肾，能补肾健脾，厚其土以镇藏。山茱萸、石莲子补益肝肾，涩精固脱。以上药实乃补肾安胎首选之药。

若阴道出血，可加用仙鹤草、白茅根、桑叶、荆芥、旱莲草等；若腰酸，加狗脊、桑寄生；若失眠，加珍珠母、百合；若心烦、口苦、便秘，加菟丝子、生栀子、淡竹叶。

②食疗方：自拟食疗安胎煲：可健脾补肾、养血安胎，每隔5天服1煲。

3.辅治经验

降调期间的中医辅治，以不影响降调效果为治疗准则，以增强降调效果，减少患者潮热汗出、烦躁易怒等不适症状为目的。切勿使用活血化瘀、通经活络、温补肾阳、暖巢动卵之品和疗法。在降调期用药，尤师心得有以下两点：

其一：降调期间需谨慎用药，不仅不能用温阳躁动的药品，亦不能过多使用苦寒质沉的药品，如龟甲、鳖甲等，以防卵泡因在降调期被镇守太过不能在促排期适时同步生长。

其二：舍症从证。在降调期，大多数患者出现不同程度的更年期症状，我们应在遵循用药禁忌的前提下缓解症状。如在考虑用茯神、远志、石菖蒲等一系列药物缓解心烦、不寐、易怒的症状时，我们首先应权衡用药时是否违背降调时募集卵泡的目的。远志药性过温，石菖蒲破气开窍等都与降调目的背道而驰，须慎用。

同时促排期间的中医辅治，以不影响卵泡同步长养、卵泡数量为治疗准则。故切勿使用活血化瘀、通经活络、收敛固涩、凉巢寒宫之药品和治疗方法。

移植期间的中医辅治，以促进胚胎着床、内膜长养、两便正常为治疗准则。故切勿使用活血化瘀、通经活络、凉巢寒宫、伤胎碍胎之药品和治疗方法。

重视卵巢低反应、卵巢储备功能下降、子宫腺肌症、巧克力囊肿、子宫肌瘤、宫腔粘连、盆腔手术等对 ART 的影响，并积极采用中西结合的方法提高试管的成功率。

（周航　夏宛廷　冯桂林　整理）

第二节　子核论病

一、多囊卵巢综合征

关于多囊卵巢综合征（polycystic ovary syndrome，PCOS）的定义尚不十分明确，目前主要认为是一种生殖功能障碍与糖代谢异常并存的内分泌紊乱综合征。临床上以月经稀发或闭经、不孕、多毛、痤疮、肥胖和卵巢多囊性改变为主要特征，多见于青春期及生育期妇女，其发病率为

6%～10%。近年来，美国国立卫生研究院邀请全球专家进行公开讨论，建议将 PCOS 更名为代谢生殖异常综合征，但目前仍多使用 PCOS 的病名。此病症近期危害可导致女性不孕，远期可增加子宫内膜癌、乳腺癌、糖尿病、高血压、心血管疾病的发病率。目前，多囊卵巢综合征的具体发病机制尚不明确，研究认为可能是由于某些遗传基因与环境因素相互作用所致。

（一）中西合参辨病

目前被广泛应用的 PCOS 诊断标准为"2003PCOS 鹿特丹诊断标准"，即：①稀发排卵或无排卵。②高雄激素的临床表现和（或）高雄激素血症。③卵巢多囊样改变：超声提示一侧或双侧卵巢直径 2～9mm 的卵泡 ≥ 12 个和（或）卵巢体积 ≥ $10cm^3$（卵巢体积 =0.5× 长 cm× 宽 cm× 厚 cm）。④3 项中符合 2 项并排除其他高雄激素病因，如先天性肾上腺皮质增生、库欣综合征、分泌雄激素的肿瘤。西医治疗多以调整月经周期、促排卵、抗雄激素、改善胰岛抵抗等对症治疗为主。中医治疗着重于患者的整体调理，辨证论治，根据患者体质及病情特点用药。

尤师认为，肾虚冲任失调为本病病机之本，气血痰湿瘀滞为其标。卵子属生殖之精，卵子的发育成熟与肾精是否充盛密切相关，卵子的正常排出又有赖于肾阳的鼓动。肾精亏虚，则卵子缺乏物质基础，难以发育成熟；肾阳亏虚，则不能鼓舞肾阴滋长，不能推动气血运行，无法为卵子的顺利排出提供动力，故肾虚是排卵障碍的根本原因。此外，肾虚又进一步导致阴阳气血失常，水湿内停，痰湿内生，气血瘀滞，壅阻冲任胞脉，导致排卵障碍、卵巢增大，故肾虚血瘀是 PCOS 的基本病机。在此基础上，往往可以出现更多错综复杂的脏腑功能失常和代谢失调的病证，如痰湿蕴结，或湿邪困阻脾肾，进而运化失常，代谢紊乱，而致肥胖；或肝郁化火，而致痤疮、多毛等。

（二）特色辨治

1. 补肾活血为大法，脾肾兼顾

对于多囊卵巢综合征的治疗，针对其病因病机，以补肾活血为治疗大

法，尤师自拟内服方，药物组成如下：

紫石英、锁阳、覆盆子、菟丝子、山茱萸、地龙、三七、泽泻、泽兰等。

方释：方中尤其重用紫石英，取其甘温之性，入心、肝、肾经，有温肾助阳、暖宫助孕之功。《本草纲目》认为"紫石英，手少阴、足厥阴血分药也；上能镇心，重以去怯也；下能益肝，湿以去枯也；心主血，肝藏血，其性暖而补，故心神不安，肝血不足及女子血海虚寒不孕者宜之。"综观全方，紫石英、锁阳、覆盆子温补肾阳，菟丝子、山茱萸平补肾阴，正所谓："善补阳者，必于阴中求阳，则阳得阴助而生化无穷；善补阴者，必于阳中求阴，则阴得阳升而泉源不竭。"地龙、三七、泽泻、泽兰走冲任而活血利水，条达气血，通畅冲任，使卵子得以顺利排出。为兼顾脾肾，尤师还自拟由熟地黄、山茱萸、紫石英、淫羊藿、菟丝子、白术、茯苓、香附、甘草组成的方剂。其中熟地黄、山茱萸、紫石英、淫羊藿、菟丝子补肾温阳；白术、茯苓健脾利湿，方中白术味苦、微甘，性微温，归脾、肾经，为补气健脾之要药；方中香附行气解郁，乃气病之要药，女科之主帅。全方可共奏温肾健脾、行气利湿之功。

随症加减：临床运用时，若腰痛甚者，加杜仲、续断、桑寄生、狗脊；烦躁胁痛者，加柴胡、郁金、延胡索、川楝子；肢体浮肿明显者，加益母草、泽泻、泽兰；少腹作痛，白带色黄者，加红藤、败酱草、白芷、皂角刺；少腹冷痛，脉沉迟者，酌加桂枝、吴茱萸。

尤师除了临床上善于以补肾活血基本大法治疗多囊卵巢综合征外，还就补肾活血法治疗 PCOS 在基因水平进行了一系列的实验基础研究，以 PCOS 大鼠及恒河猴为研究对象，探究补肾活血方在其卵巢中对 PAI-1mRNA、COX-1mRNA、VEGF mRNA、MMP-2、MMP-9 等表达的影响，结果表明，这些基因在多囊卵巢模型的大鼠及恒河猴的卵巢内存在异常表达，而补肾活血法能在一定程度上抑制其异常表达，从而达到对多囊卵巢综合征的治疗作用。

2. 分期论治

（1）经行期：此期血满胞宫，溢泄之时，为重阳转阴之机。重在调理气血，使胞宫络脉通畅，盈满之血依时而下为主。治疗主要在行经期第1～6天，定位在肝、心、脾，以逍遥散为基础方加减。

（2）经后期：此期血海空虚，为阴长阳消期。即卵泡期，月经周期第3～5天开始至优势卵泡直径成17mm时。重在促进卵泡生长、提高卵泡质量。以益肾健脾、滋补肾精为要，使暖巢增液，以达"的候""氤氲"之真机。自拟护卵汤，组成如下：

生地黄、熟地黄、山药、沙参、百合、石斛、莲肉、黄精等。

方释：熟地黄甘而微温，生地黄甘苦而寒，熟地黄抑生地黄之苦寒，生地黄防熟地黄之滋腻。两者同用，配合黄精平补肾阴、滋肾壮水，肾中阴精足则卵泡有所长。《本草崇原》谓沙参"禀水精而补中，禀金精而益肺也。久服则血气调而荣卫和，故利人。"石斛味甘淡，性平，可强阴，久服厚肠胃；沙参、石斛、石斛同用益脾胃之阴。山药、莲肉食药同用，取其健脾益气之功。脾胃得养，气血生化有源，则卵泡得护。同时配合暖巢煲（黄芪、巴戟天、黄精、耳环石斛、冬虫夏草、山药等）暖巢养泡；巴戟天、黄精、冬虫夏草同补肾中阴阳，以暖巢护泡；石斛、山药益阴健脾，使脾胃生化有源，促进卵泡发育；重用黄芪，其味甘性温，入肺、脾经，益肺脾之气，则卵泡之排出得助，全方同用以促进卵泡生长、发育、排出。

（3）排卵期前后：此期重阴转阳，冲任气血旺盛，在心肾阳气的鼓动下出现真机之期，卵泡应期而排，治以补肾宁心、温阳通络，以使心降则肾实，以利于卵泡顺势排出。自拟处方：

莲心、紫石英、百合、月季花、橘叶、珍珠母、甘草等。

方释：莲心、百合、珍珠母共为心经用药，其中莲心善降心火，百合滋阴清心，珍珠母质重，能镇降心火，三药合用，共使心阳下降交于肾水；紫石英一药，性温，功擅补肾气、暖子宫，《本经》谓其"补不足"，能"治疗女子风寒在子宫，绝孕十年无子"，《本草便读》谓能"通奇脉"，值此重阴转阳之际用之，能温暖胞宫，通达奇经，排卵促孕；橘叶苦辛、微温，入肝经气分，擅于降肝气、通肝络而不动血，用于经间排卵期，引气下行，正合其宜；月季花性平味淡，擅通肝肾之络，而其性质温和，为药食同用之品，排卵期用之可免动血之弊。以上诸药合用，共奏补肾宁心、温阳通络之功，以利卵泡排出。

随症加减：既往有卵泡黄素化未破裂综合征及 B 超示卵泡壁厚患者，加大活血之力，加用三七、路路通。

（4）经前期：此期阴消阳长，阳长较快的同时，胞宫、胞脉、冲任等气血亦盈满，似呈阳气阴血充盛之态，为育胎做好准备。

①对于有生育要求的生育期患者，尤师主张此期宜"安胎前移"，认为"肾主固胎，脾主载胎"，自拟处方如下：

党参、生黄芪、炒白术、苎麻根、阿胶、川续断、菟丝子、桑寄生、苏梗、甘草等。

方释：《景岳全书》载："凡此摄育之权，总在命门，正以命门为冲任之海……是以调经种子之法，惟填补命门。"故本方以菟丝子、桑寄生、阿胶、川续断益肾养血安胎；《万氏妇人科》云："脾胃虚弱不能管束其胎，气血素衰不能滋养其胎。"党参、生黄芪、白术健脾益气安胎，即《丹溪心法》述："产前安胎，白术、黄芪为妙药也。"《景岳全书》论及"凡胎热者，血易动，血动者，胎不安"，故本方配以苎麻根、苏梗清热理气安胎。

②对于暂无生育要求的患者，以调理月经周期为主，从肝论治，疏肝调经，引血下行，以使月经如期来潮，自拟处方如下：

柴胡、当归、白术、川芎、车前子、牛膝、益母草、茯苓、泽兰、泽泻、桃仁、红花、香附、郁金、荔枝核、桔梗、台乌、甘草。

方释：本方一方面以调肝行气为主，以柴胡为疏肝解郁之主药；香附者，凡气郁血气必用之；郁金善治郁遏不能散，香附、郁金为行气解郁之经典对药，气调郁解则肝自疏；荔枝核、台乌性温，长于顺气散寒解郁；本方又以活血利水通络为主，桃仁、红花、当归、川芎寓有桃红四物汤之意，行血而不伤血；泽兰、益母草均具活血利水之功，配以牛膝，则活血之效引于下焦且倍增；《本草备要》论及车前草"利小便而不走气，与茯苓同功，强阴益精，令人有子"。车前草配茯苓，健脾益精利小便，则肾之二窍通。《本草纲目》述："泽泻，气平，味甘而淡，淡能渗泄，气味俱薄，所以利水而泄下。"泽泻配以白术，利带脉腰腹之湿浊从小便而出。自《素问》即以白术、泽泻各半两，组白术散治鼓胀水肿。诸药合用，肝气舒，肾浊去，血道通，故月事如期。

3. 分年龄论治

（1）青春期：尤师认为，对临床出现以下四种情况的青春期患者要特别予以重视。①年龄<18岁，且初潮后2年仍不能建立正常月经周期者；②多毛或痤疮或肥胖，伴有月经不规则者；③青春期早期即需要治疗，或用常规方法治疗无效的严重痤疮患者；④青春期体重过度增加，并伴代谢综合征者或具有2型糖尿病家族史或父亲秃顶者。对于以上患者注意诊断或排除PCOS，尽早进行中药干预，将有助于疾病的预防，延缓其发展。

青春期多囊卵巢综合征患者多以月经推后或闭经就诊，《素问·上古天真论》曰："女子七岁，肾气盛，齿更发长；二七而天癸至，任脉通，太冲脉盛，月事以时下，故有子。"《傅青主女科》曰："夫经本于肾，而其流五脏六腑之血皆归之。""夫经水出诸肾。""经原非血也，乃天一之水，出自肾中，是至阴之精而有至阳之气。"因此青春期PCOS患者多肾气未充，肾精未盈，故尤师认为以补肾固冲、促排卵为要，进而促进月经恢复，建立正常的月经周期。自拟尤氏助卵汤加减补肾促排，活血调经。尤氏助卵汤加减，组成如下：

紫石英、覆盆子、菟丝子、桑葚、黄精、枸杞子、山药、土茯苓、土贝母、泽泻、泽兰、三七。

方释：覆盆子、菟丝子、枸杞子寓五子衍宗丸之意，主添精益髓，补肾固精；桑葚食药同用，常服可益肾填精"令人聪明，变白不老"；《本草备要》谓黄精"甘平。补中益气，安五脏，益脾胃，润心肺，填精髓……"此五药同用，平补肾中之精髓。《本草便读》述紫石英："温营血而润养，可通奇脉。"以紫石英暖宫通脉助卵子发育及顺利排出。脾虚乃后天之本，为气血生化之源，故配以山药、土茯苓健脾益气化湿。最后配合土贝母、泽泻、泽兰、三七化痰活血利水而通络。

月经数月不行者，通经为首务，可加用大血藤、鸡血藤、益母草、刘寄奴等；表现为经漏者（月经数月甚或半年淋漓不尽），止血为首要，少佐解毒之品，可加白茅根、百合花、仙鹤草、金银花等。

（2）育龄期：育龄期多囊卵巢综合征患者肾中精气不足，生殖之精不

充，即所谓卵泡发育障碍，较"平人"难以受孕而有子（妊娠率低），有子
而又难以孕育胎儿顺利生产（生化妊娠率高，稽留流产率高；早产率高；
妊娠并发症高）。故针对育龄期多囊卵巢综合征患者以补肾调经、助孕安胎
为要。尤师对于有生育要求的育龄期 PCOS 患者分以下四段论治：

①月经期至经后 1～16 天——调经理血，调泡理膜

月经期至经后的治疗基本同青春期患者，经期调理气血，因势利导，
使胞宫络脉通畅。经后益肾健脾，促进生殖之精的生长、排出。

②早孕期（停经 28～40 天）——托胎摄胎

因多囊卵巢综合征患者妊娠后流产率较高，孕后当早论治、早安胎。
首先结合基础体温及血、尿 HCG 尽早确认患者怀孕，即排卵后出现双梯状
高温相，高温相时间 > 14 天时，月经周期约第 21 天时发现血 HCG 升高。
尽早辨证运用益气载胎、益气摄胎、补肾固胎、宁心安胎、调肝养胎的治
疗方法。以健脾托胎、摄胎为主，补肾系胎、固胎为辅辨治，多以中药方
剂寿胎丸合异功散加减补肾健脾安胎。

③早孕期（停经 41 天后）——系胎固胎

以补肾固胎、防止胎气外泄为主，健脾养胎为辅辨治。《简明中医辞
典》将胎气解释为"胎儿在母体内所受精气"，故常以补肾益精之续断、桑
寄生、山药、山茱萸等药物护养胎气，续断、桑寄生二药皆有补益肝肾、
补血安胎之功，山药、山茱萸，再加苎麻根，二山一根共同固护胎儿。此
外，尤师不忘"黄芩、白术乃安胎圣药"，加以共同固胎养胎。另外，还常
加用自制安胎煲健脾补肾、养血安胎。

4. 分体型论治

（1）体型偏胖者：60% 以上的 PCOS 患者超重或肥胖，症见形体肥胖，
带下量多、色白质稀、无臭，头晕、心悸、胸闷、泛恶、面色虚浮，舌淡
胖苔白腻，脉滑。此类患者以肾虚为本，脾虚亦明显。辨证属脾肾阳虚证，
痰瘀互结。脾主运化，脾阳不振则运化失职，水液失于输布，停留体内日
久，则凝聚成痰，痰湿阻滞冲任及胞宫可出现月经后期、闭经、不孕。痰
涎壅盛，膏脂充溢，则形体肥胖；痰湿气血互结，故卵巢呈多囊性增大。
自拟方如下：

党参、黄芪、白术、泽泻、泽兰、苍术、土贝母、土茯苓、甘草、大腹皮、薏苡仁、赤小豆等。

方释： 本方以健脾利水化湿为基本治法。以党参、黄芪、白术、甘草等大队甘温之品温补脾虚，益气化湿痰。后天之本得固，气血生化有源则先天之本得养，故肾中精气充足。配合以泽泻、泽兰、苍术、土贝母、土茯苓、大腹皮、薏苡仁、赤小豆等利水散结之品化水湿顽痰。

加减： 痰湿内盛、胸闷气短者，酌加瓜蒌、石菖蒲宽胸利气；心悸者，酌加远志以祛痰宁心；肝气郁结者，酌加香附以疏肝理气。

（2）**体型偏瘦者：** 体型瘦者多症见腰膝酸软，眩晕耳鸣，失眠多梦，手足心热，咽干颧红，月经量少或闭经，或见月经先期、淋漓不尽，小便短赤，大便干结，或痤疮丛生，烦躁易怒，头痛眩晕，胸胁胀痛，口干口苦，闭经，舌红少津，苔黄，脉弦数。辨证属肾阴虚证、肝郁气滞证或肝郁化火证，从肝肾论治。肝主疏泄，气机升降有司，子宫藏泄有度，这是卵子发育成熟并能顺利排出的关键。肝藏血，肾藏精，精血互化，则生殖之精有所长、有所化。肝气郁结、血亏液涸则卵泡发育迟缓，卵泡闭锁，卵子不能排出。自拟处方如下：

柴胡、牡丹皮、生栀子、莲子心、知母、黄柏、石斛、山茱萸、大血藤、鸡血藤、泽泻、香附、百合花、当归等。

方释： 组方以山茱萸补养肝肾，取"肝肾同源"之意，配以泽泻除肾中浊垢，一补一泻，补而不滋腻，利而不伤阴。石斛入胃、肾二经，可益肾、胃之阴，顾护先后天之本。配以知母、黄柏清虚热顾护肾阴；莲子入心、脾、肾，能交水火，媾心肾而靖君相之火邪。柴胡、牡丹皮、生栀子同用，寓有"丹栀逍遥散"之意，透达肝经郁热，疏散郁遏之气。大血藤、鸡血藤、当归补血活血，补血而不留瘀，化瘀而不伤血。百合花性平，味甘，入肺经，可润肺、清心、安神；香附可入肝经，调血中之气。肝肺同调，则气机之升降得调。

5. "假定月经法促排"论治

针对 PCOS 月经周期长却有孕求患者，以调经速孕为首要任务，不主张首选西药促排，当在单纯中药治疗 2 个疗程效果不明显时，以假定月经法促排，不刻意追求月经来临。假定月经法促排要求如下：

（1）排除妊娠，排除输卵管阻塞。

（2）子宫内膜需在6~10mm之间。子宫内膜过薄，受精卵如在荒山野岭；过厚，则如在沼泽之地，皆不利于着床。内膜薄者选用来曲唑，内膜不薄者予以克罗米芬促排。

符合要求患者，就诊当日就可假定为月经第5天每晚9时之后服药1片，连续服用5天，1片试用无排卵反应可加至2片。来曲唑促排时卵泡长速慢，但对内膜影响小，发生多卵排出的可能性小，故患者对1片试用无排卵需使用2片时，一般使用来曲唑。克罗米芬不适用于内膜薄、黄素化未破裂卵泡综合征、卵泡长速快、经阴彩超显示卵巢蜂窝状改变的患者。

6. 药食相合

尤师擅以药食同用的药物制成食疗煲治疗多囊卵巢综合征。另外，尤师对PCOS患者常嘱其低热量饮食，配合耗能锻炼，降低体重，改善胰岛素抵抗，改变或减轻月经紊乱、多毛、痤疮等症状，降低不孕可能性。同时忌发物（狗肉、韭菜、虾、蟹、猪蹄、葛笋、鲤鱼、笋子、公鸡、南瓜等），对PCOS患者亦尤为重要。

（三）巧用基础体温、B超排卵检测

尤师在治疗多囊卵巢综合征患者的过程中，十分重视基础体温表结合卵泡监测情况协助诊治。

体温表上的"高温相"与"低温相"反映了一个卵巢周期的不同阶段。低温相阶段为卵泡生长发育期，高温相为黄体期。低温期过长（>16天），表明卵泡长速过慢；过短（<12天），说明卵泡长速过快。高温期过短，提示黄体功能不足。高温期上升缓慢，或体温上升后不稳定，忽高忽低，均说明黄体功能不良。无论卵泡生长快或慢，都说明卵巢功能不良。

将基础体温表和B超卵泡监测情况结合进行记录，尤师总结出多囊卵巢综合征的卵泡发育异常的特点表现为：卵泡长速慢或快、扁卵泡、质量差、数量多，从而影响受孕，并运用自创的调泡六法（详见中篇"多法调治、重塑卵泡"）进行调理，从根本上治疗不孕。

二、卵巢储备功能不良

卵巢储备功能下降（diminished ovarian reserve，DOR），以卵泡数量、质量明显下降为主要病理特点，从而导致女性性激素的缺乏，以及生育能力的下降。临床表现为月经稀发、月经量少、不孕等，严重者可出现以低雌激素水平的临床表现，如面部潮红、烘热汗出、性情急躁、失眠、性欲减退等。随着社会节奏的加快、生活环境的恶化、人们工作和生活压力的改变，DOR 的发病率有逐年上升的趋势，严重影响着女性的身心健康。

（一）病因病机

DOR 的病因病机迄今仍不甚明了，多认为与遗传因素、免疫因素、医源性损伤（手术、药物、放化疗）、心理因素、感染因素，以及不良生活习惯等有关。病机可能是先天性卵子数量较少，正常卵泡闭锁过程加速或出生后卵子被不同机制破坏致使卵泡过早耗竭。

中医没有"卵巢储备功能减退"的病名，但从临床特点来看应属于"闭经""血枯""不孕""经断前后诸症"等范畴。尤师在长期的临床观察与诊疗过程中，积累了丰富的临床经验，对本病有其独到见解，认为本病以肾虚为本，加之脾、心、肝功能失调，久病瘀血阻络，最终发展为虚实夹杂之症。

（二）中西合参辨病

1. 临床表现

在临床中患者常表现为月经不调：月经量少、月经稀发甚至闭经；月经量少甚至点滴既净；月经色淡或色黑。伴有不同程度的围绝经期症状，如面部潮热、烦躁易怒、心悸失眠、胸闷头痛、性欲减退、阴道干涩、记忆力减退、血压波动、腰腿酸痛等。

2. 实验室及其他检查

（1）内分泌检测：月经周期第 2~5 天的促卵泡激素（FSH）水平能反映卵巢储备功能。FSH 10~40U/L 或促卵泡激素 / 黄体生成素（FSH/LH）＞3，均是卵巢储备功能下降的表现。基础雌二醇（E_2）水平是卵巢储备功能评估的一项较早的指标，$E_2 > 80pg/mL$ 或 $E_2 < 20pg/mL$ 可高度提示 DOR。

（2）B 超检测：卵泡发育异常，出现长速慢及小卵泡，或数量少，双侧卵泡数量相加 < 9 个；卵巢长短径相加总和的一半 < 20mm。

（3）结合 BBT 及其他化验数据如基础抑制素 B（INH-B）、基础抗苗勒管激素（AMH）数值出现异常亦高度怀疑 DOR。

3. 望眼辨巢，中西合参

尤师重视病史，通过中医四诊，独创"望眼辨巢"等临证新法，并结合现代医学的辅助检查以诊断本病，体现了中西合参对卵巢储备功能下降的诊断特色。

（三）特色辨治

1. 有孕求者，巢泡膜同治，精血共养

本病以肾虚为本，肾阴阳俱虚，导致血脉流动不畅，卵巢的血液供应减少，卵巢失荣，易出现空巢少泡，影响怀孕。卵巢孕育卵泡的基础条件是肾精的滋养充填及肾阳的温煦，尤师临床善用淫羊藿、巴戟天、肉苁蓉、补骨脂、紫石英等补肾壮阳，填精益髓，以及覆盆子、枸杞子等滋补肝肾，养阴补血。方药组成如下：

菟丝子、枸杞子、覆盆子、桑葚、茺蔚子、山药、莲子、百合、石斛、黄精、沙参、玄参。

方释：DOR 患者往往卵泡质量差、数量少，同时还伴有内膜薄，临床多用菟丝子、枸杞子、覆盆子、桑葚、茺蔚子等益肾健脾、暖巢增液、助养泡膜；山药、莲子、百合等健脾助膜；石斛、黄精、沙参、玄参等滋阴增液、补肾益阴，使卵泡有所濡养而迅速增大、成熟。尤师以暖巢、助卵和填精为要务，做到了巢泡膜同治，精与血共养。

2. 无孕求者，暖巢养泡，助卵养膜，宣散调经

DOR 患者临床常表现多为月经量少、色黑或色淡。多因肾精不足、肾阳虚弱、肾阴亏损、肝郁气滞等原因造成的血瘀、血虚，尤师多在暖巢养泡、助卵养膜的同时改善卵巢及内膜的血供以活血通经。

肉苁蓉、巴戟天、石斛、沙参、莲肉、三七花、胎菊花、玳玳花、绿梅花、月季花、木槿花、百合花、大血藤、鸡血藤、益母草。

方释：肉苁蓉、巴戟天等温肾阳之药暖巢；石斛、沙参、莲肉等滋肾阴之药助卵养泡；三七花、胎菊花、玳玳花、绿梅花、月季花、木槿花、百合花等花类药物宣散，并加入大血藤、鸡血藤、益母草活血药物，使冲任气血流通，以改善卵巢血供、活血通经。

"食能排邪而安脏腑，悦脾爽志以资气血"，尤师认为"药借食威，食助药力"，在治疗本病过程中可据情辨证选用或交替使用养泡煲助卵育泡、暖巢煲暖巢养泡、养春粥摄胎养胞、着床煲纳胚成孕。

三、卵巢早衰

卵巢早衰（premature ovarian failure，POF）指月经初潮年龄正常或青春期延迟、第二性征发育正常的女性在 40 岁以前出现持续闭经和性器官萎缩，并伴有卵泡刺激素（FSH）和黄体生成素（LH）升高，而雌激素（E_2）降低的综合征。目前认为，卵巢早衰是一种多病因所致的卵巢功能衰竭，近年来临床上发病率有逐年上升的趋势。

（一）病因病机

迄今为止，POF 病因及发病机制尚不清楚，可能由于：①原始卵泡数量少；②卵泡闭锁增加或加速；③卵泡成熟障碍。多数学者认为其主要病因有自身免疫功能异常，染色体或其他遗传因素，受体异常、代谢异常或药物、放射线损伤及病毒感染等。

中医没有 POF 的病名，但从临床特点来看应属于"闭经""血枯""不孕""经断前后诸证"等范畴。如《兰室秘藏》所言："妇人脾胃久虚或形羸经绝，为热所烁，肌肉消瘦，时见渴燥，血海枯竭，病名曰血枯经绝。"尤师独创"冰山理论"，认为 POF 患者卵巢中的担当卵泡已凋亡耗绝，但沉寂或沉睡于卵巢基质的始基卵泡，犹如藏于冰山之下。先天禀赋封藏虽已尽，但可通过后天脾胃水谷精微充填转化，唤醒滋育卵巢内始基卵泡，担当调经孕育职责。本病的主要病因病机为肾精亏虚，同时也与心、肝、脾密切相关，而"瘀"是其主要的病理环节。

（二）中西合参辨治

1. 独创察"形"观"色"辨巢法

正如《黄帝内经》所言："善诊者，察色按脉，先别阴阳，审清浊，而知部分；视喘息，听声音，而知所苦。"尤师通过多年的观察发现，临证时可根据患者眼睛、人中、掌、形体、面色、舌的形、神、色等来判断卵巢功能，独创了察"形"观"色"辨巢，为POF的诊疗提供了依据。

2. 中西合参，明确诊断

询问患者不适的临床症状、月经史、有无其他内分泌病史（如多囊卵巢综合征、子宫内膜异位症、卵巢巧克力囊肿）、卵巢手术史、盆腔炎病史、盆腔手术史、盆腔放化疗史、多次流产或清宫手术史、幼年腮腺炎史等，可初步对卵巢功能做出评估，因诸多因素均可影响卵巢功能，进而导致卵巢早衰。通过中医望诊和问诊收集患者资料，再结合实验室相关检查，中西合参，符合以下条件：①年龄 <40 岁；②闭经时间 ≥ 6 个月；③两次（间隔 1 个月以上）血 FSH>40mIU/mL 的患者即可诊断为卵巢早衰。

（三）特色辨治

1. 卵巢早衰方

根据其病因病机，尤师在治疗POF时重在填精益肾、养血活血，同时兼用理气疏肝、健脾宁心之药，尤师结合多年临床经验，自拟卵巢早衰方，组成药物如下：

熟地黄、黄精、石斛、桑葚、枸杞子、覆盆子、淫羊藿、巴戟天、菟丝子、山药、百合、莲肉、牛膝、红花、月季花、益母草、香附、橘叶、甘草。

方释：方中熟地黄味甘，性微温，归肝、肾经，可补血养阴、填精益髓，为养血及补肾阴之要药；黄精、石斛、桑葚子、枸杞子、覆盆子等为平补肾阴之品，共用可滋补肝肾、养阴补血、清降虚火，加强熟地黄的滋阴养血之功；淫羊藿、巴戟天均为辛温之药，归肝、肾经，可补肾壮阳；

菟丝子可补肾固精，调理冲任，补肾阳，滋肾阴。上述诸药合用，肾阴得养，肾阳得化，正所谓"善补阳者，阴中求阳，则阳得阴助而生化无穷；善补阴者，阳中求阴，则阴得阳升而源泉不竭"。加山药、莲肉、百合可在补肾的同时健脾养胃，养心安神，调和心脾；牛膝、红花、月季花、益母草、香附、橘叶可活血通经，疏肝理气，使气血调达，冲任通畅，其中牛膝又可引血下行；甘草调和诸药。全方补中有通，静中有动，以补肾为主，肝脾心共调，养血不忘活血，补气不忘行气，使阴阳平衡，气血畅通，冲任调达，血海充盈，天癸复至。

随症加减：若见腰痛如折，畏寒肢冷者，加仙茅、补骨脂等以温肾壮阳调冲；见性欲减退，白带量少，外阴干涩者，加紫河车、鹿角霜、山茱萸等补肾益精，补血养肝；见气短乏力，头晕眼花者，加党参、黄芪、白术等益气养血；见胁痛，乳胀，心烦易怒，少腹胀痛拒按者，加柴胡、赤芍、川芎、枳壳、红花、郁金等疏肝理气，活血止痛；见潮热、盗汗且较重者，加沙参、浮小麦、牡蛎敛阴止汗；见心悸、失眠、多梦者，加柏子仁。

尤师对卵巢早衰所致不孕，年龄＞30岁者，建议积极予以中药治疗，待FSH、LH降至可行IVF-ET条件，测BBT双相2个月，提示有排卵，建议尽快行IVF-ET，必要时须增卵治疗。

2. 内膜炎方

在治疗的同时，尤师还强调应注视调节出有规律的月经周期，顺应阴阳气血的变化规律。

经期调痼疾病，经期第1～6天，血室正开，予以内膜炎方加减引血归经，和血调气。内膜炎方具体组成药物如下：

党参、黄芪、夏枯草、大青叶、金银花、大血藤、鸡血藤、益母草、香附、乌药、甘草。嘱患者经期服用。

方释：本方以党参、黄芪为君药，益气健脾，扶正驱邪；夏枯草、大青叶、金银花为行气清热散结，化痰消肿毒之品，祛胞脉之湿之毒，散胞宫胞脉之瘀之结；加用大血藤、鸡血藤、益母草等药，引血归经，和血调气。尤师每在养血的基础上加香附、乌药以行气开郁，使血自流通。

经后卵泡生长期，血海空虚，则予助卵汤加减以暖巢助卵，调泡养泡以滋阴补肾、益气养血，促卵泡发育成熟。助卵汤具体药物组成如下：

山药、黄精、桑葚、菟丝子、白术、黄芪、党参、月季花、橘叶。嘱患者经后期服用。

排卵期重阴转阳，加用丹参、泽兰、仙茅、肉苁蓉等药以双补肾阴肾阳、活血通络，促卵泡排出。黄体期，血海充盈，加用西党参、肉苁蓉、补骨脂、鸡血藤等药，以温补肾阳、调经固冲，以促进黄体发育。

四、未破裂卵泡黄素化综合征

未破裂卵泡黄素化综合征（luteinized unruptured follicle syndrome，LUFS），指在月经周期中有成熟卵泡发育但不破裂，卵细胞未排出而在原位黄素化，形成黄体并分泌孕激素，使效应器官出现一系列类似于排卵周期的改变，是排卵异常的一种常见类型，所引起的不孕属于卵巢性不孕。本病发病机理不详，考虑与内分泌紊乱、机械性因素、医源性因素及精神心理性因素等有关，是造成不孕的重要原因之一。LUFS 患者占不孕症患者的 25%～43%，原因不明不孕患者 LUFS 发生率高达 57%，故 LUFS 属中医"不孕"范畴。对于本病的治疗，现代医学多采取期待疗法，如 B 超下卵泡穿刺、药物促排卵等措施。尤师长于通过中药汤剂分期治疗，辅以耳穴、足浴、艾灸、节律拍击等治疗本病。

（一）病因病机

尤师认为本病的主要病机为肾脾阴阳亏虚，气血郁结瘀滞。肾脾阴虚，阴精不充足，卵泡无先后天精血物质濡养，生长受限；阴不充实无法重阴而转阳，导致排卵障碍。肾脾阳虚，卵泡无以温煦，生长不良，同时胞络虚寒，无阳气内动鼓舞卵泡排出。气血的郁、结、瘀滞均可导致胞络受阻，气血不达胞络，则卵泡无以滋养而生长局限，同时无力推动而无法破巢而出。"女子以气为用"，肝主疏泄，调畅气机，"郁"结于"肝"，则肝失疏泄，气机失于条畅；脾主运化，为气血生化之源，"结"归于"脾"，脾气结则水谷精微无法通达，气血不得生，生殖之精失于濡养而不得长；心主血,其充在血脉,"女子以血为本",血瘀归责于"心",血瘀滞于脉络运行无力不达胞络,或胞络瘀血导致卵泡无以养而生长受限,加之心主神明,主宰所有生命活动,心神失明则排卵的各个过程均受到不同程度的影响。

(二)特色辨治

1. 分期论治

卵泡发育是有时空限定的动态过程,在不同时期治疗的侧重点是不同的。

(1)非排卵期:要根据各期阴阳消长转化特点结合患者原发疾病进行治疗,目的在于治本;黄金治疗时限为月经周期1~6天,期间适时、有效治疗原发病症;辅以气血调理,因势利导,使胞宫脉络通畅,盈满之血依时而下。定位在肝、心。取肝藏血主疏泄、调血理血及心主血、统络胞宫脉络之特点。以逍遥散或丹栀逍遥散为基础方:

白术、柴胡、当归、茯苓、甘草、牡丹皮、山栀子、白芍等。

方释:柴胡、白芍、当归同用,一达肝气,二养肝血,补肝体而助肝用。以白术、茯苓、甘草补益后天之本,一则实土以御木侮,二则使气血生化有源,心血得充,肝血得养。少配栀子、丹皮以清心之烦热,透肝之郁热。诸药合用,肝郁得舒,血虚得养,心气得充。

随症加减:内膜/输卵管炎性疾病,选加地锦草、透骨草、金银花、连翘、紫花地丁、蒲公英等清热解毒,以消内膜和卵管炎症;选加路路通、土鳖虫、九香虫、水蛭等化瘀通络,以疏通卵管;选加赤小豆、薏苡仁、连翘、夏枯草、虎杖、腹皮等利水消肿,减少输卵管积水与积液;选加白芷、皂角刺托毒排脓,以消盆腔积脓、积液等;子宫肌瘤,加神曲、山楂、珍珠母、生牡蛎、土贝母、路路通等消癥散结;子宫内膜息肉/子宫内膜增生,选加乌贼骨、珍珠母、生牡蛎、石榴皮等化膜散积;巧囊/畸胎瘤,选加土鳖虫、水蛭、九香虫、甲珠等通络消癥之品;卵巢囊性肿瘤,选加土茯苓、土贝母、土鳖虫、路路通等化湿消痰散结。

(2)排卵期:以LUFS"肾脾阴阳不足,气血郁结瘀滞"的病机为依据,将"益肾健脾,宣通脉络"作为治疗的根本大法,目的在于帮助卵子正常排出。卵泡生长源于、依赖于先天肾之精津禀赋的供养，须后天脾胃水谷精微液汁的充填与滋养，泡要速长，膜要柔韧，亦须脾肾津髓充养；泡欲成柱，非通经活络之品速达，须冲任、胞宫脉络及经脉、孙络气顺血畅，方能凸突离巢而出。治以健脾益肾，暖而勿过，防卵泡速长，自拟组方如下：

吴茱萸、党参、黄精、菟丝子、桑葚、莲子、甘草等。

方释：吴茱萸，辛苦性热，芳香而燥，入肝、脾、胃经，《本草经疏》云："辛温暖脾胃而散寒邪，则中自温、气自下，而诸证悉除。"党参甘平，善补中气，性质平和，二者合用，健脾散寒，温中补虚，是为君药。黄精，性甘平，入脾、肺、肾经，《本经逢原》云："黄精，宽中益气，使五脏调和，肌肉充盛，骨髓强坚，皆是补阴之功。"补气养阴、健脾益肾，是为臣药。菟丝子，性辛甘平，入肾、肝、脾经，《本草正义》云："菟丝为养阴通络上品。其味微辛，则阴中有阳，守而能走，与其他滋阴诸药之偏于腻滞者绝异。缪仲醇谓五味之中，辛通四气。"桑葚，性甘酸寒，归肝、肾经，滋阴补血，生津润燥，二者合用，滋阴补肾，填精益髓。莲子，性甘涩平，入脾、肾、心经，《本草纲目》云："莲子……土为元气之母，母气既和，津液相成，神乃自生，久视耐老，此其极舆也。"益肾固精补脾，养心安神，三者合用，共为佐药。甘草调和药性，是为使药。

同时宣散脉络，通而勿过，促熟泡离巢，选用宣扬散放之花药，尤师认为"花虽不如原蒂系枝蔓、根茎气味之厚，但多本性未改，药力缓薄，轻飘柔和、芬香宣散，此天地造化，为如花似花千金之体"。花的宣散之效符合LUFS的调治原则，尤师喜用、善用花药，临床疗效颇为显著，调治LUFS的花药有如下几种：

绿梅花、玫瑰花、三七花、胎菊花、月季花、玳玳花、百合花。

方释：绿梅花和玫瑰花，均有疏肝理气散瘀之效，但后者质纯温和，同时具有镇静与松弛的特性，二者合用既可理气，又有舒缓之效，辨证为"郁"者多用。三七花，活血祛瘀、温通宣散；胎菊花，其性向上，能够疏散风热，清热解毒，二者合用，一温一寒，能够宣散脉络，助泡排出，辨证为"结"者多用。月季花和玳玳花，均入肝经，前者活血作用较强，能够祛瘀行气，后者行气作用较强，能够促进局部血液循环，二者合用可行气活血祛瘀，辨证为"瘀"者多用。百合花，甘凉泄降，靖浮阳而清虚火，因此可治疗阴虚有热之证。百合花、黄精、石斛同用于月经后期可填精补肾、促进卵泡发育。

2. 分型论治

在临床上，LUFS 患者多表现为虚实夹杂的症状，但在治疗时仍要辨清个体虚实孰轻孰重，有主次之分。如根据卵泡情况分型看，小卵泡黄素化型多属虚证重、实证轻，在治疗时要以"补益"为主，以"宣通"为辅；卵泡滞留或持续增大型多属实证重、虚证轻，在治疗时要以"宣通"为主，以"补益"为辅，通补合理兼施。

3. 外治法

尤师对于 LUFS 善用多种方法同时施治，包括中药、耳穴、足浴、艾灸、节律拍击等。艾灸常针刺足三里、三阴交、阿是穴等穴位，通过艾灸的温热刺激，使其温通之效直达胞宫脉络，促进卵泡的生长与排出。

4. 节律拍击法

局部刺激卵巢促进卵泡的排出，月经周期第 10～15 天，阴式 B 超监测卵泡直径达 18～20mm。嘱患者端坐，全身放松，双眼平视前方，找到排卵侧腹股沟的中点，上移 1～2cm，即是卵巢在体表投影的位置。用手指的指腹连续拍击、振荡、挤压、按摩施治部位，每天 4～5 次，每次 15 分钟。排卵侧有下述症状之一者禁用此法：卵泡直径 <17mm；B 超提示有巧克力囊肿、卵巢囊肿者；输卵管积水者。

（胡幽兰　黄川雨　冯桂林　张佳缘　整理）

第三节　胞宫论病

一、子宫腺肌病

子宫腺肌病（adenomyosis）是子宫内膜腺体和间质侵入子宫肌层形成

弥漫性或局限性的病变,是妇科常见病。本病多发生于 30 ~ 50 岁经产妇,约有半数患者同时合并子宫肌瘤,15% 患者合并子宫内膜异位症。绝经后症状缓解,病灶萎缩消失。近年来本病呈逐渐年轻化的趋势,这可能与剖宫产、人工流产等手术的增多相关。此病在中医上没有明确的命名,根据其临床表现,子宫腺肌病多属于中医"痛经""癥瘕""月经不调"等范畴。

(一)病因病机

本病主要由以下两种原因引起:一是由于内膜腺体组织经血 - 淋巴通路种植于肌肉内。临床表现为月经量正常,痛经症状明显,但对受精卵着床的影响较小;阴式 B 超监测会出现子宫后壁增厚、子宫体大、形状不规则、宫体内出现栅栏状。二是内膜腺体组织直接从内膜处向肌肉间种植。临床表现为经量增加明显、时间延长,痛经症状较轻、持续时间较短,同时对着床影响较大。阴式 B 超监测出现子宫增大、形状规则且呈蜂窝状。

尤师认为,此病属中医"血瘀"范畴,离经之血在宫内瘀积日久而成为血瘀。多由于气滞、寒凝、热灼、痰浊、脾虚、肾虚等造成血瘀,阻滞冲任、胞宫、胞络引起此病或因多次孕堕及宫腔操作,损伤正气,使冲任、胞宫气血失调,导致气不摄血、气虚血瘀。其病以瘀血阻滞冲任、胞宫为基本病机。血瘀是其病理实质。其病虽然复杂,但以正气虚弱、气血失调、瘀血阻滞为关键,特点主要为瘀和虚。

(二)特色辨治

1. 立足血瘀,祛瘀活血调经

腺肌病的基本病理以血瘀为主,是因子宫内膜异位到了子宫肌层,形成离经之血、血不归经为血瘀,故治疗以化瘀为首要。尤师擅用破血通络之品化瘀活血通经,常用药物如下:

土鳖虫、九香虫、虻虫、水蛭、地龙等虫类药物。

方释:虻虫苦泄性烈,能破血逐瘀,治疗血瘀经闭、癥瘕积聚。土鳖虫咸寒入血,主入肝经,性善走窜,其特点是破而不峻、能行能和,治疗血瘀、产后瘀滞腹痛、积聚痞块。水蛭咸苦入血,破血逐瘀力强,善于治疗血瘀及癥瘕积聚等症。虫类破血通络药物，取其走窜之性，活血通络，促进病灶周围组织的血液循环，以利病灶吸收消散，对治疗腺肌病起到很好的作用。

2. 标本同治，重视恢复正气

《诸病源候论·妇人杂病诸候二》："癥瘕之病，由饮食不节，寒温不调，气血劳伤，脏腑虚弱。"其中也提到了气血劳伤、脏腑虚弱是导致癥瘕的重要原因。尤师认为，子宫腺肌病多因多次流产及宫腔操作而引起正气亏虚，进而也会导致气不摄血及气虚血瘀。现代研究显示，腺肌病与免疫因素有关，可能是一种自身免疫性疾病，故提高免疫力对于治疗此病也有相当重要的意义。对此尤师巧用三药提高患者抵抗力，提升正气。如下：

红景天、绞股蓝、无柄灵芝。

方释：《本草纲目》谓："红景天，《本经》上品，祛邪恶气，补诸不足。"红景天甘、寒，健脾益气，有很好的补益作用，同时还兼有活血化瘀之力，对于本病因正气亏虚而所致的血瘀有相当好的疗效；绞股蓝，性味甘、苦、寒，有益气健脾、清热解毒之功效；无柄灵芝可扶正固本，增强免疫功能，提高机体抵抗力。三药联合，可谓是提升人体正气的妙用，体现了"正气存内，邪不可干"的思想。

3. 清热解毒为其关键

尤师认为此病为胞宫功能受损，经血不循常道，变成离经之血，积成瘀血，瘀血日久而化热，且本病往往夹有瘀毒，异位的内膜不再属于单纯的血瘀，而是瘀久蕴毒，它们作为"伏邪"深伏体内，并可在一定诱因作用下（如正虚）死灰复燃，这便是《仁斋直指方》的"毒根深藏"说，故治疗本病清热解毒为其关键。尤师常用双药治疗瘀毒：

蒲公英、紫花地丁。

蒲公英，性味苦、寒，功能清热解毒、消肿散结，如《本草衍义补遗》言："化热毒，消恶肿结核，解食毒，散滞气"，配之辛凉散结的紫花地丁，共奏清热解毒之效。

4. 分期治疗

尤师在长期临床实践中发现，本病随月经周期的演变而变化。未行经期间，由于冲任气血平和，致病因素尚不足以引起冲任、子宫气血郁滞。经期前后，血海由满盈而泄溢，气血由盛实而骤虚，子宫、冲任气血运行不畅或失于濡养，不通或不荣而痛。经净后，子宫、冲任血气渐复，则疼痛自止。但若病因未除，素体状况未获改善，则下次月经来潮，疼痛又复发矣。故治疗此病需要把握时期。常分经前、经期、经后三个阶段对此病进行治疗：

（1）经前期（月经前5～7日）：*活血化瘀、行气散结*

经前血海满盈，冲任胞宫气血偏实，易于发生郁滞，以"防"为主，此时宜活血化瘀、行气散结，方药组成应兼顾主次症，酌加消恐镇静之品，若为欲孕者，则宜补肾益气为主，不得用峻下有毒之品。

（2）经期（月经1～6日）：*以治为主*

此期应针对主症对症治疗，用药宜专一，用量宜增大，宜选用破血之品，以"治"为主。

（3）经后期（月经7～17日）：*以固为主*

腹痛消失，但气血冲任亏虚，但异位内膜脱落出血不能及时消散吸收，以"固"为主，治疗以攻补兼施，以补肾疏肝宁心为主。

5. 按有无孕求分类

《女科证治准绳》中记载"月水不时，乍来乍不来，此病令人无子"，明确阐明此病会导致不孕，尤师因此会将患者分为有无孕求分类诊治。

（1）**有孕求者**：经期主要考虑消除现有症状，改善着床环境，经期当以通为首务，缓解痛坠、胀、月经淋漓等症状，消除内炎，给胎孕一个良好的着床环境；经后暖宫纳胎，益肾健脾，暖巢增液，助膜养泡，疏肝宣散脉络，促泡速长，顺势而出。用药如下：

覆盆子、补骨脂、肉苁蓉、巴戟天、石斛、沙参、山药、玉竹、黄精、月季花、精菊花、玳玳花、木槿花。

方释：覆盆子、补骨脂、肉苁蓉、巴戟天等暖巢；石斛、沙参、山药、玉竹、黄精等助泡成长，调养内膜，此时切忌用苦寒、酸涩之药，以防影响卵泡长养；用月季花、精菊花、玳玳花、木槿花等宣散卵泡，助优势卵泡的排出，此时勿使用传统通经、活血、化瘀之品，以防伤泡或碍泡。

尤师强调排卵指导同房后无论有无怀孕，均健脾助膜、固肾安胎。

尤师认为，当腺肌症子宫＞2月妊娠大小或者腺肌瘤＞40mm时，可采用中西结合调节3个月后，再用前述中药试孕方案。常规方案是在月经第1天用长效促性腺激素释放激素激动剂1只，每28天用1只，共用3只，在打第1针降调针当日开始口服中药降调方，连续服药14天，并配合服用降调煲3~4个，每7天1个。降调疗程因病情和卵巢功能综合拟定，一般3~5个月经周期。降调疗程结束后，接用上述中药治疗有孕求患者的试孕方案。尤师还强调，在降调期间卵泡处于冬眠阶段，宜候养静养，静候宜固，忌用温补辛燥、壮阳宣散之品，以防惊扰卵泡，降低降调效果而出现阴道不规则点滴流血，甚至似月经来潮的现象。

（2）无孕求者：以"瘀""虚"为治疗根本，认为"正气亏虚、瘀久致毒"，故以"补益正气，祛瘀通经、清热解毒"为治疗大法。常用方组成：

白术、党参、黄芪、鬼箭羽、三七花、山药、黄精、土鳖虫、三棱、莪术、甘草、蒲公英、紫花地丁、红景天、绞股蓝、无柄灵芝等。

方释：全方扶正与祛瘀、温通与解毒并存，活血化瘀帮助离经之血及时排出宫外，清热解毒助胞宫祛除病灶，固护正气，扶益本源，提升人体抗病力，另一方面也可祛邪外出。

随症加减：本病主要症状为经期腹痛、月经量多，但由于患者个人体质、证型不同，所表现出的症状亦不同，针对不同个体所表现出的临床症状，在活血祛瘀血、扶助正气的总理论指导下，随症加减，灵活用药，效果显著。

肛门坠胀、里急后重者，加黄芪、升麻、木香、党参；腹胀痛者，加延胡索、川楝子、白芷、大腹皮；痛经较重者，加入橘核、荔枝核、桔梗；月经量较多者，加入金樱子、山茱萸收敛固涩止血；血瘀较重者，多用大血藤、鸡血藤、益母草活血祛瘀；有形瘀血尚不明显时，加入丹参、桃仁、刘寄奴、泽兰；血瘀日久，瘀毒互结时，用地龙、路路通、石见穿、生牡蛎、三棱、莪术等；对同时患有巧克力囊肿或输卵管粘连者，常配伍水蛭、虻虫、地鳖虫、穿山甲、白芷、皂角刺等。

6. 四位一体，立竿见影

尤师治疗本病不仅要依靠中药口服，亦常常配合食疗煲、耳穴、外敷等方法。常用的食疗煲有暖巢煲可暖巢养泡、养泡煲可助卵育泡、着床煲可纳胚成孕、养胎煲可摄胎养胞。耳穴贴压，选取内生殖器、子宫、心、肝四穴，每周 1 次，可连续治疗 4 次。内外配合治疗选用外敷包。尤师认为四位一体法的应用原因有二：一则本病需长期治疗，外用疗法可减轻或减少口服药的用量及时间，减轻对患者身体及心理的影响；二则综合治疗，内外同治，达到较单一治疗途径更为满意的效果。

二、子宫内膜异位症

子宫内膜异位症（endometriosis，EMS）是指有活性的内膜细胞种植在子宫内膜以外的位置而形成的一种女性常见妇科疾病。中医文献及教材多将子宫内膜异位症归属于"痛经""癥瘕""月经不调""不孕"等范畴。但 EMS 对于遗传性疾病、免疫性疾病、炎症性疾病及出血性疾病引起的性疾病、器官依赖性疾病、激素依赖性疾病等归属上认识的多样性，发病部位的不确定性，手术后的复发率高，临床已呈常时而多发的特征，中医妇科仅以"痛经"等来认识和诊疗 EMS 是远远不够的。临诊此类疾病，尤师认为应将它归属于"血瘕"范畴。"血瘕"一词源自《素问·阴阳类论》："阴阳并绝，浮为血瘕，沉为脓胕。"后世医家有人把腹腔内的炎症，如慢性盆腔炎、阑尾周围脓肿等归属于"癥瘕积聚"的范畴，并且认为若疾病影响到妇女，导致女性月经不通者，则应属"血瘕"范畴。明代王肯堂在《女科证治准绳》中说："若夫七癥八瘕，则妇人居多，七者火数属心，盖血生于心。八者木数属肝，盖血归于肝。虽曰强分，理似不混。夫癥者坚也，坚则难破。瘕者，假物成形——八瘕者，黄瘕、青瘕、燥瘕、血瘕、脂瘕、狐瘕、蛇瘕、鳖瘕。瘕者，假也，假物成形。妇人瘕，并属血病。"书中还对血瘕的症状进行了详细描述，如"为血瘕之聚，令人腰痛不可以俯仰，横骨下有积气，牢如石，小腹里急苦痛，背膂疼，深达腰腹……月水不时，乍来乍不来，此病令人无子。"清代《杂病源流犀烛·积聚癥瘕痃癖痞源流》曰："血瘕，留着肠胃之外及少腹间，其苦横骨下有积气，牢如石，因而少腹急痛，阴中若有冷风，亦或背脊疼，腰疼不可俯仰。"

（一）病因病机

本病的主要病机是血瘀为要，瘀毒互结，心肝相关。

尤师认为，异位内膜的周期性出血即"体内出血"，中医称之为"离经之血"，此血及脱落之内膜不能排出体外或及时吸收化解，即成蓄血或瘀血。瘀血既是致病因素，又是疾病发展过程中的病理产物，绝大部分子宫内膜异位症均有不同程度的瘀血存在。瘀血成因有虚实寒热的不同，临床表现有气虚血瘀、气滞血瘀、寒凝血瘀三种证型，坠痛难忍、胀痛难忍、冷痛难忍是临床证型辨证的主要标志。子宫内膜异位症在临床观察过程中以气滞血瘀之证型最多见。无论何种原因造成的瘀血，一旦凝于胞宫、留于胞脉，均可导致气血不畅，不通则痛，而成痛经，日久形成癥瘕；瘀血阻滞冲任，冲任不能相资，或瘀阻胞脉，两精不能结合不孕。

瘀血既成，阻于胞脉胞络，可使下焦气化不利，水液代谢失调，日久生湿化浊，聚而生热成毒又可化热生毒，另一方面邪毒又可阻碍气血运行加重血瘀，邪毒进一步煎熬营血，附着瘀血胶结而成为瘀毒。毒，可以指病因，如《素问·刺法论》有"避其毒气"；也可以是病机，如"湿毒""邪盛谓之毒"及"邪气者毒也"；毒，还可以表现为邪气内侵，日久不化的包块，及脏腑功能紊乱，阴阳失调的病理产物；毒的特点为病程较长、缠绵难愈、临床症状较重、易伤及脏腑等。

尤师根据多年临床经验提出，子宫内膜异位症与肝、心之间存在着密切的关系，女子以血为主，以肝为先天，而女性在生理上又经常处于"有余于气而不足于血"的状态，容易出现肝郁不舒，气机不畅的情况；况内伤于心，或五志火动，上扰心神，血气不和，以致气滞血瘀阻滞胞中，恶血久积而致痛，积瘀可渐成癥。故结合子宫内膜异位症病变部位广泛、临床表现复杂、疾病缠绵反复等，尤师认为本病为血瘀为要，瘀毒互结，心肝相关。

（二）特色辨治

1. 首要疗法

本病的治疗核心是化瘀解毒，贯穿始终，切中病机。

内异症的基本病理以血瘀为主，滞留之血蕴结于脉络肌肉之间积成血瘕，如唐容川所说"离经之血即是瘀血""血不归经为血瘀"，故治疗立法以化瘀解毒为首要。尤师运用"内异方"治疗本病疗效显著，组成如下：

土茯苓、土鳖虫、土贝母、鬼箭羽、大血藤、连翘。

方释：方中以归肝经的土茯苓、土鳖虫共为君药：其中土茯苓甘、淡、平，有解毒、除湿之功；土鳖虫咸、寒，临床常用于瘀血经闭及癥瘕痞块，二者合用共奏化瘀解毒之效。土贝母性微寒、味苦，归肺、脾经，入肺则制约肝之妄动，入脾则减弱肝之克制，功在散结消肿解毒；鬼箭羽、大血藤、连翘辅助君药加强解毒消肿之力，共为臣药，鬼箭羽又名见肿消，味苦、性辛寒，归肝经，辛能行，苦寒解毒，有破血通络、解毒消肿之功效；大血藤微苦微寒，归肝、胆、肺经，能清热解毒、散瘀定痛；连翘入心、肝、胆经，味苦、性微寒，有清热解毒、散结消肿作用；黄芪健脾益气提高免疫力；更入辛温之乌药，既防诸药苦寒凝滞气血，又能止痛减轻症状。诸药合用，共奏解毒消瘕、益气化瘀之效。综观全方，补泻兼施，攻补兼用，使瘀得化、毒得解。

2. 按有无孕求分类

由于异位之子宫内膜仍受卵巢激素的影响，可出现增生、分泌、脱落、出血等周期性变化，中医也认为胞宫气血由经前充盈到经期泄溢、经后暂虚，气血变化急骤，易受病邪干扰，邪气阻滞气机，使气血运行障碍，经血泻而不畅，导致胞宫气血运行不畅，"不通则痛"，积久成癥。因此治疗上除抓住内异症瘀毒互结这一病机特点外，还应结合妇女月经周期特点进行辨证论治。

（1）**有孕求者，三期论治**

①**经前期——怀孕安胎前移**：经前期（经前5~7天），重点在"防"，以泻实为主，故采用活血化瘀、行气散结之品。方药组成应兼顾主次症，酌加消恐镇静之品，宜补肾益气为主，不得用峻下有毒之品。排卵指导同

房后不管有无怀孕，均健脾助膜、固肾安胎。

②经行期——以"治"为主，内外合治：经期（月经第1～5天），重点在"治"，针对痛、堕、胀等主症，注重化痰，化痰有利于祛瘀，二者相辅相成。诊治中还应考虑其发病与肝、心的关系，或疏肝理气，或宁心安神。运用活血化瘀、散结消癥之品因势利导，以保证经水通畅。宜用虫类走窜之品，用药宜专一，药量宜增大，可选加水蛭、土鳖虫、九香虫、地龙破血通络之品。如水蛭，据《本草纲目》记载："水蛭味咸，苦平，有毒，主逐恶血，瘀血，月闭，破血瘕积聚，无子，利水道。"其最擅攻逐瘀血，促使癥瘕内瘀血溶解吸收，但由于水蛭粉对胃肠道有不良刺激，宜装入胶囊服用为妥。用量控制在15g以内为宜。尤师常用经期止痛方（经验方）：

丹参、水蛭、土鳖虫、三棱、台乌、生山楂、青皮、生大黄、橘核、荔核、路路通、血竭粉（冲服）、甘草等。

方释：方中可加入雪莲花、吴茱萸、姜黄等温肾通达、温热通络，且能助诸药流通之品，有利于内异结节的吸收。破瘀散结应遵循"大积大聚，衰其大半而止"的原则，切忌猛攻峻伐，以免损伤正气。这样不仅痛经可除，而且月经调理正常，冲任二脉相资，胎孕自然而成。因此内异症虽病情复杂，但以瘀血为主，临床运用活血化瘀法时，又当结合内异症与月经周期的特点，以及患者体质的寒热虚实和病之久暂，遣方用药，无不取得显著疗效。

同时注重联合中医外治法，以提高疗效，且无药物败胃之弊。临证中，常用妇科外敷包外敷下腹部，以活血化瘀、消癥软坚散结，可促使药效经皮肤渗透或经直肠黏膜迅速吸收，直达病所，促进局部血液循环，改善血运，缩小病灶。

③经后期——暖宫促泡：经后期（月经第6～14天），定位肾、脾、肝、心，以助卵汤为主方。气血冲任亏虚，但异位内膜脱落出血不能及时消散吸收，故重点在"固"，治以攻补兼施，以补肾疏肝宁心为主，配以温通宣痹、软坚散结之品，促使癥瘕积聚渐消缓散。常用补肾疏肝宁心之品口服，加用中药保留灌肠疗效显著。且尤师认为促卵泡生长切勿用苦寒、酸涩之药，以防影响卵泡长养；排卵前后勿使用传统通经、活血、化瘀之

品，以防伤泡或碍泡。助卵汤加减，药物组成如下：

生地黄、熟地黄、玉竹、沙参、石斛、山药、黄精、莲肉、百合、菟丝子、桑葚、覆盆子、枸杞子、橘叶、月季花、三七花、甘草等。

方释：全方既温养先天肾气以生精，又培补后天脾胃以生血，并佐以调和肝血、交通心肾之品，使肾气足，气血旺，肝气平，心肾交，胞宫充盈，血海满溢，阴阳调和，冲任得养。

由于异位内膜绝大多数位于盆腔，中药保留灌肠可使药物通过肠壁吸收，通过渗透作用而到达盆腔，并使病灶局部保持较高的药液浓度，促进盆腔内气血运行，使盆腔内微环境直接得以改善，有利于减轻症状和消除病灶，同时又减少了对胃肠道的刺激。以保留灌肠方，组成如下：

三棱、莪术、红藤、金银花藤、夏枯草、败酱草、透骨草、马鞭草、石打穿、白芷、皂刺。浓煎灌肠，每天 1 次。灌肠后配合微波照腹部、骶部各 20 分钟。

一般连续 3～4 个月经周期为 1 个疗程。通过直肠直接给药，在控制病灶，消除疼痛，增加病变部位的血流量，改善血液循环及对炎症增生组织的吸收和转化等方面有其独特的疗效。

（2）无孕求者，三联疗法：对于无怀孕要求者，用内异方、外敷包、保留灌肠三管齐下。内异方组成如下：

党参、黄芪、白术、大血藤、忍冬藤、络石藤、三棱、鬼箭羽、土鳖虫、土贝母、虎杖、连翘、泽泻、灵芝、红景天、绞股蓝、雪莲花、三七花等。

方释：虽说不通则痛，但此痛无路可通，常加用敛涩＋宣散之品，如选用石榴皮—金樱子、炒白芍—山茱萸、连翘—夏枯草。尤师尤其喜用水蛭、地龙、土鳖虫等虫类药物破血通络，消"离经之血"，可促使局部粘连及结缔组织松解，加快瘀血的吸收。诸药合用，瘀虚痰同治，攻补兼施，祛邪而不伤正，散瘀而不耗血，相得益彰，协同增效，共奏活血祛瘀、扶正驱邪、化痰软坚之功。

同时外敷包中药渣局部热熨，可借助温热之力，使药性透过皮毛腠理，由表入里，循经络传至脏腑及病变部位，起到镇痛消癥、疏经通络、促进包块消散吸收的作用。保留灌肠可使药液经直肠黏膜渗透吸收，使药力直达病灶，迅速起到治疗作用。保留灌肠和外敷包，常选用中药如下：

乳香、没药、土贝母、土茯苓、土鳖虫、九香虫、水蛭、虎杖、马鞭草等。灌肠或外敷包。一般月经净后 3 天开始使用，每日 1～2 次，连续治疗 7～10 天。

经期开始使用外敷包，连续使用 15 天。尤师认为，当巧克力囊肿 >40mm 时，勿使用灌肠、外敷等方法，避免意外破裂。同时嘱患者治疗期间一定要避孕，每个月经周期从经期第 1 天开始连续治疗 21 天，连续治疗 3 个月经周期，治疗 3 个月经周期后再复查。在整个治疗过程中，尤师特别注重固护正气，一方面为了扶益本源，调动人体本身的抗病能力，另一方面也是为了祛邪，所谓"养正则邪自安"，正气足则可以抗邪外出。因子宫内膜异位症是免疫系统疾病，故尤师临床必用红景天、绞股蓝、灵芝等提高免疫力之药。

3. 善用药对

尤师认为，内异症的治疗以化瘀为首要，临证时要掌握好活血药物的作用强度和适应范围。如针对无形之血瘀（仅表现为血行缓慢者），用当归—川芎、益母草—红花；有形瘀血但尚不明显时，用丹参—桃仁、蒲黄—五灵脂、刘寄奴—泽兰等养血和血；血瘀重证，如有形的日久死血，有巧克力囊肿或输卵管粘连者，用水蛭—虻虫、虻虫—地鳖虫、鳖甲—穿山甲等虫类血肉有情之品搜剔脉络，破血祛瘀，促进病灶周围组织的血液循环，以利病灶吸收消散；若血瘀日久，或痰瘀互结而成癥瘕者，在活血化瘀的同时配伍软坚散结消癥之品，用昆布—地鳖虫、鳖甲—琥珀、王不留行—夏枯草、三棱—莪术、丹参—桃仁、橘核—荔枝核、石见穿—生牡蛎、地龙—路路通等药对。

其次，应详审导致瘀血的原因，或健脾益气，或疏肝行气，或温经散寒，以达到治病求本的目的。肝气郁结易滞，不通则痛，肝"体阴用阳"，疏肝中侧重于滋养肝体，慎用辛香走窜之品，以防疏泄过度，肝肾同治的药对有熟地黄—山茱萸、白芍—枸杞子、女贞子—墨旱莲。疏肝理气的药对有柴胡—香附、川楝—香附、柴胡—生麦芽等。若肝郁化火，易致热伤冲任，或气火上逆，泻肝凉血的药对有牡丹皮—栀子、黄芩—栀子、龙胆草—大黄等。低热心烦者，用莲心—石斛、莲心—合欢皮、泽泻—泽兰、泽泻—佩兰、鳖甲—琥珀等。腹冷痛者，用荔枝核—橘核、小茴香—艾叶、炮姜—吴茱萸，入肝经，解郁滞，温煦任、督两脉而止痛。

三、子宫肌瘤

子宫肌瘤（hysteromyoma）是女性生殖系统中最常见的良性肿瘤，占女性生殖器官良性肿瘤的52%。常见于30～50岁妇女，20岁以下少见。随着B超等影像技术的发展及在临床的广泛应用，近年发现了很多无症状的子宫肌瘤患者，对女性生殖健康、社会医疗资源和卫生经济带来很大的不利影响。临床上，西医治疗瘤体小者，多用促性腺激素释放激素类似物以及米非司酮等，而瘤体大者常采用手术；中医用破血逐瘀法治疗子宫肌瘤，因本病治疗周期较长，峻猛之药使用时间稍长便会损伤脾胃。而尤师以消食化积、软坚散结，结合益气扶正、行气活血为治疗大法，选用的攻伐药亦是药性平和，无峻攻之剂，让人如沐春风，即使长期服药，也不需要过多担心攻伐太过而致正气亏虚，临床疗效卓越。

（一）病因病机

子宫肌瘤属于中医"癥瘕"范畴。多因脏腑失和，气血失调，痰、郁、瘀等聚结于胞宫，日久成癥。尤师认为，子宫肌瘤的病机之本在于脾肾亏虚。

尤师认为，痰瘀互结是子宫肌瘤发生的另一个重要因素。痰湿的形成与肺、脾、肝、肾相关，肺主治节，通调水道，肝主疏泄，肾主水，若是素体气虚，或由于饮食不节或肝郁犯脾，以致运化失职，变生痰湿，痰湿停则气滞，血亦受阻，痰湿与气血搏结，积结而有形，变生为瘕。尤师同时强调肝、心对女性整体的作用。

（二）特色辨治

尤师认为子宫肌瘤在临床上有以下特征：①子宫肌瘤的瘤体为实质性球形，坚硬肿块，触之坚硬如石，属于阴邪，为有形之病，与古代记载"成形而坚硬不移者"之"癥瘕""肉癥"相似，属中医"肉积"范畴；②饮食不节、寒热不调，或体虚之际风冷寒气所乘，脏腑功能不调而致气、血、痰、湿、食等有形之邪凝聚不散，停聚胞宫肌肉、筋膜之间，日久而成坚硬如石之肉积；③子宫为奇恒之腑，当藏而不泻，藏者，收藏精气也，瘤体已成，必耗伤精气，正所谓"邪之所凑，其气必虚"。

在治疗子宫肌瘤时须用消法，在消积散结的同时须益气扶正以彻底清除病邪，临床效果显著，为中药治疗子宫肌瘤提供了一条全新思路。

消法乃中医治法的八法之一，是通过具有消导和散结作用的方药，消散和破削体内有形积滞，以祛除病邪的治疗方法。《素问·至真要大论》论及的"间者削之""结者散之"是消法的理论依据。除了消导剂之外，理气剂中的行气剂、理血剂中的活血祛瘀剂、祛痰剂都属于消法的范畴。

1. 灵活运用消法

（1）扶正为先，攻伐勿过：历代医家在治疗子宫肌瘤时都认识到"化瘀"的重要性，往往重用破血之力较强的药物，虽可收到一定的疗效，使肌瘤有所缩小，但过用破血消癥之药往往又有伤正之虞，甚至导致出血过多，加重贫血的症状。尤师借鉴于前人，但又不拘泥于前人，大胆地提出肌瘤系"肉瘤"观点，认为正气虚弱是子宫肌瘤的病变基础，血瘀胞宫、胞脉是其病变实质，气虚血瘀是其常见病机。气为血之帅，血为气之母，气行则血行，气虚则血瘀，气的盛衰、运动与血的运行密切联系。因此，在治疗上多以鼓舞元气、扶正固本为基础，兼重活血化瘀、理气消癥之法，从而达到扶正祛邪、标本兼治的目的。

尤师常用消食化积之品，这些药具备"理气、活血、化瘀"的功效，可防药物伤脾，固护脾胃，使"消"而不伤正；同时配伍益气健脾补肾之药扶助正气，常用药物如下：

人参、党参、黄芪、白术、山药、桑寄生、菟丝子、生山楂、麦芽、鸡内金等。

肌瘤病程较长，长年累月，坚如铁石，机体正气已损伤或机体正气原本就不足，不宜大量或长时间用攻逐峻下、耗气破血等药性猛烈之品，也不宜用苦寒伤胃之品，以免进一步损伤正气。

（2）疏肝理气，散结消癥：尤师认为肝气郁结是子宫肌瘤发生的重要因素，故常选用辛香走窜、疏肝理气之品以达到行气活血、散结消癥之功：

柴胡、桔梗、荔枝核、橘核、夏枯草、香附、郁金、月季花、玫瑰花。

同时尤师还注重对心的调理，若忧愁思虑，积思在心，气机郁结，心气不得下通于肾，胞脉闭阻，可致癥瘕或加重癥瘕的病情。因此尤师强调"疏肝勿忘宁心"，常联合宁心安神之药：

合欢皮、石斛、莲心、首乌等。

（3）豁痰祛瘀，软坚散结，渐消缓散：通过多年临床观察，尤师发现有相当一部分子宫肌瘤患者形体肥胖，在月经近净或刚净时阴道排液或血水交融，或平日带下量多，自觉疲倦，腰腿疲沉，有不同程度的浮肿，或舌见腻苔，均为痰湿证候。临床组方用药时，尤师注重根据患者体质配伍一些具有软坚化痰散结作用的药物：

桔梗、生牡蛎、珍珠母、马鞭草、土茯苓、土鳖虫。

但用药总原则应为用温柔徐徐之力，慢慢消磨坚硬之积。

（4）温阳散寒，独具匠心：《王旭高临证医案》中云："有形之病皆属阴邪，大抵阳气不化而生，断非通瘀行血所能了事也。"子宫肌瘤为有形之邪，触之坚硬如石，应属阴邪，在治疗上注意温通阳气，尤师用肉桂温通经脉，使血散瘀化，阳温阴散。

2. 益气化瘀——子宫肌瘤治疗之本

尤师认为气虚血瘀为本病的基本病机，在治疗本病时常采用益气化瘀之法，益气可以调经止血，改善症状，通过益气以固本培元，提高正气抗邪、固邪的能力，局限病灶，从而有利于清除病邪；化瘀消癥可以消除癥瘕积聚。益气和化瘀进行有机结合从而达到从根本上治疗的目的。

（1）尤氏妇瘤Ⅰ号：尤师结合多年临床经验，自拟尤氏妇瘤Ⅰ号，组成药物：

黄芪、鸡内金、山楂、白术、莪术、茜草等。

方释：方中黄芪等益气补虚为全方君药，鸡内金为鸡之胃，中有铜、铁、石头皆能消化，《滇南本草》云："鸡内金，宽中健脾，消食磨胃。"《本经》云："山楂味酸，气冷，然观其能消食积，行瘀血，则气非冷也。"山楂、鸡内金、白术等药与黄芪共同健脾行气、散瘀化痰、消食磨积，共达气足血旺、气行积消的作用；莪术等药破坚积，逐瘀通经，解心腹诸痛；茜草等活血化瘀，行血止血。诸药合用，共奏气行血行、血行瘀消之效。

（2）益气消瘤颗粒：益气消瘤颗粒组成如下：

党参、山楂、黄芪、土鳖虫、橘核、荔枝核、珍珠母、牡蛎、鸡内金、神曲、甘草。

方释：基于正气不足是形成癥积之前提，而癥之既成又必定损伤正气，且治疗若单用化瘀消癥散结之品则更伤正气，故首选益气扶正之党参。"党参力能补脾养胃，润肺生津，健运中气，本与人参不甚相远，其尤可贵者，则健脾运而不燥，滋胃阴而不湿，润肺而不犯寒凉，养血而不偏滋腻，鼓舞清阳，振动中气，则无刚燥之弊"；《本草正义》谓山楂"化饮食、消肉积、癥瘕痰饮、痞满吞酸、滞血痛胀"，该药破泄之力较强，长于消磨油腻肉积，且能入肝经血分以行血散瘀，其与党参配伍，一补一消，消不伤正，补不留邪，正与病证特点相合，故在方中为君。黄芪、土鳖虫益气化瘀消癥为臣，《王旭高临证医案》曰："有形之病皆属阴邪，大抵阳气不化而生，断非通疗行血所能了事也。"故取黄芪健脾益气，为党参之助；土鳖虫居陆地而潜伏，软坚散结，逐瘀消癥，前人曰"潜者走阴路，飞者走阳路"，"飞者遍行经络，潜者搜剔血积"，潜者"性迟可消积于久缓"，飞者"力速可逐瘀于顷刻"，具有"潜伏、性迟、走阴路"特性的土鳖虫，正针对本病病程长、病势缓，需要较长时间治疗的特点而设。气为血帅，"气行则血行"。荔枝核、橘核主入肝经，长于行气散结，既可使血行瘀化，又能除胞宫癥积所致之下腹胀满疼痛；牡蛎味咸，软坚散结，合珍珠母则消坚散积之用更著。此四药合鸡内金、神曲，共为佐药。其鸡内金者，《医学衷中参西录》曰："鸡之胃也。中有瓷石、铜、铁皆能消化，其善化瘀积可知。"神曲辛甘，温而不燥，《药性论》曰其能"化水谷宿食，癥结积滞，健脾暖胃"。山楂得二药之助，化滞消癥除肉积之力倍增，不仅如此，三药消食和胃化石之用，还可使珍珠母、牡蛎等质重坚硬之品药力尽出，而碍胃弊端消除，有利长期服用。甘草益气和中，调和诸药为使。李中梓云："盖积之为义，日积月累，匪伊朝夕，所以去之亦当有渐，太亟伤正气，正气伤则不能运化也，而邪反固矣。"本方之妙，正在诸药合用，共奏益气化积、消癥散结之功，能使日累月积之癥积得以渐消缓散。

四、宫腔粘连

宫腔粘连（intrauterine adhesions，IUA）又称 Asherman 综合征，是宫腔内膜受损导致宫腔部分或全部粘连的现象，91% 系刮宫损伤子宫内膜所致，9% 由子宫内膜结核、子宫肌瘤挖除术、诊断性刮宫术等引起。其临床表现主要为月经量减少，严重者可导致闭经，其次为继发性不孕。宫腔粘连患者的内膜变薄，子宫内容积变小，导致胚胎无法正常着床，即使着床，也难以存活至足月，因此宫腔粘连的孕妇也更容易发生流产、早产、稽留流产及异位妊娠，即使怀孕也不应放松警惕，应定期复查直至生产。

近年来，其发病率呈上升趋势，宫腔镜下粘连松解术或电切术是目前常用的治疗方法，以期恢复宫腔形态，改善妊娠率，但术后易复发，常于术后置入节育器或采用激素疗法预防再次粘连。尤师通过长期的临床实践，对宫腔粘连导致月经量少、不孕、流产的病症，形成了独特的诊断思路和系统的治疗方案。

（一）病因病机

1. 西医病理认识

宫腔粘连（IUA）指进行宫腔操作时，子宫内膜基底层损伤后异常愈合，临床多表现为月经异常及妊娠相关问题。主要由人工流产术造成，多因术中吸宫时间过长，搔刮过重；或短时间内多次人工流产或宫腔操作，致子宫内膜反复损伤，破坏基底层，导致粘连；若术中或术后感染病原体，增加了子宫内膜炎的发生概率，导致或加重宫腔粘连；当凝血和纤溶失衡，引起子宫肌层小血管闭塞，子宫内膜血管减少，导致子宫内膜缺如，还会使子宫内膜基质细胞对雌二醇的反应低下，导致子宫内膜不能及时增生、修复，引起宫腔粘连，使粘连分离术后内膜再生困难。因而，宫腔粘连与手术操作不当、生殖道炎症、凝血和纤溶失衡等均有关联。

2. 中医病因病机

宫腔粘连病因不外虚、瘀两端。金刃损伤胞宫胞脉，瘀血阻滞，经血不下为其基本病机，病位在胞宫。《良方大全·月经序论》有云："冲为血海，任主胞宫，二脉流通，经血渐盈，应时而下。"若冲任二脉通畅，经血盈溢胞宫，则月经可应时而下；若胞宫为金刃所伤，血液妄行，离行经外，复感邪毒，则离经之血、外感之邪与胞宫之膜，三者相搏结成瘀，阻滞冲任二脉，脉道不通，血行不畅，则经血不得下；或瘀血日久化热，热炼精血，血热壅滞，致经血亏少。总之，其发病机制有虚有实，实者多由瘀血内停，阻滞冲任血海，血行不畅发为月经过少；虚者，多因气虚不固，血失统摄，经血乏源所致；临床中以虚实夹杂之气虚血瘀为多见。

（二）特色辨治

1. 结合实验室检查

临床上诊断宫腔粘连主要依据子宫输卵管造影和宫腔镜检查。子宫输卵管造影可显示宫腔及输卵管形态，诊断敏感度较高，但特异性差，易受子宫内膜息肉、黏膜下肌瘤等宫腔病变的影响，且对子宫颈粘连和轻度粘连病变难以诊断。宫腔镜是目前诊断宫腔粘连的金标准，不仅能直观显示宫腔粘连部位、范围和性质，对宫腔粘连进行分型和分度，而且能对病灶部位直接予以切除，恢复宫腔形态。但其操作技术要求高、费用高，不适宜推广。

阴式 B 超无创、便捷、费用低，但其对轻度宫腔粘连的检出率较低，仅 40.4%，对中、重度宫腔粘连的检出率较高，分别为 71.7% 和 82.1%，是诊断宫腔粘连的重要辅助检查方法。尤师认为最佳阴式 B 超检测时间为月经后第 10～14 天。宫腔粘连的声像图特征有：

（1）内膜薄，三线不均匀、不清晰。

（2）内膜线不连续或上下厚薄不均匀。

（3）非经期宫腔内有串珠样液性无回声积液暗区。

2. 清消散通四法为本

中医一般认为宫腔粘连是胞宫金刃所伤，感染邪毒，阻滞胞脉，经血不得下；或瘀血积聚成结，日久化热，热炼精血，血热壅滞，致经血亏少。故尤师运用清、消、散、通四法，清热消结散粘以改善内膜炎性环境，活血祛瘀通经以改善内膜血供。使热去、瘀消、粘松、经通，则经血调和，充盈胞宫，顺势而下。同时尤师认为，女子以肾为根，以血为本，以脾为后天。经血虽来源于先天，但必须受后天水谷精微的滋养。宫腔粘连所致月经量少虽与肾精不足密切相关，但"远水"难济"近火"，当舍远从近，不忘从脾。气血生化有源，血气相互资生，互相依赖，气血调和，则经候如常。诸法同用，攻补兼施，清消并举，补而不滞，通而不破。并可配合使用食疗、外敷等，收到良好的临床效果。

3. 分期论治

临床临诊时，尤师极为重视对病史病因的详细询问，务求找出导致月经减少的真正原因，从根本治疗。立足于此病的病因病机，注重有孕求和无孕求，分期治疗。

（1）有孕求者：对于本病导致的不孕症患者，尤师重视周期治疗，结合月经周期中肾阴阳转化、消长节律和气血盈亏变化的规律，制订了一套独到的针对性治疗的周期性用药方案。

①经期：经期以治疗原发疾病，调理气血，调节经量，因势利导，使胞宫脉络能够通畅，使盈满之血依时而下。常选用内炎方，在以清热散粘、活血通经为首要的同时，强调益气和血。药物组成如下：

党参、金银花、连翘、黄芪、夏枯草、玫瑰花等。嘱患者于经期服用。

方释：党参性味甘平，作用缓和，既能补气健脾，又能补血生津；黄芪擅入脾胃，为补中益气要药，能补助正气，还能托毒外达。以上二药配伍使用，补气升阳以扶正，方可使气血调和，又可去长期服药损伤脾胃之弊。夏枯草合连翘、金银花等清热解毒散结之品，共奏清热散粘之功效，以改善内膜炎性环境。

随症加减：尤师在此基础上，加益母草、大血藤、鸡血藤以活血化瘀，增加经量，或服用中成药鸡血藤盒（经期服用）；加蒲公英、紫花地丁、大青叶、板蓝根等清热消炎，整理宫内环境。若合并患有 PCOS，则在此基础上加土贝母、土茯苓、木槿花等以化痰湿；若合并患有 PCOS，同时身形肥胖，则在此基础上加土贝母、土茯苓、大腹皮、冬瓜皮、木槿花等以利水化湿。

若患者合并卵巢早衰或卵巢储备功能低下，在此基础上，一定要注意暖巢养泡、助卵养膜，食疗以暖巢煲养巢、护巢；养泡煲长泡、调泡；自制养膜糊（分成 14 份，每日 1 次，开水冲服）长膜、养膜。具体药物组成如下：

黄芪、巴戟天、耳环石斛、黄精等。嘱患者煲汤服用，每周 1 次。

方释： 黄芪是补气的要药，味甘，性温，归脾、肺经，黄芪有益气固表、敛汗固脱、托疮生肌、利水消肿之功效，用于治疗气虚乏力、中气下陷，久泻脱肛，便血崩漏，表虚自汗等，在此为君药，取补中益气升阳之义。巴戟天，辛、甘、微温，归肝、肾经，功能补肾助阳、祛风除湿、强筋壮骨，主治肾虚、少腹冷痛、小便不禁、宫冷不孕、风寒湿痹、腰膝酸软、风湿肢气，用为臣药。耳环石斛，微寒、甘，归胃、肾经，功能益胃生津、滋阴清热，用于阴伤津亏，《本草新编》曰石斛本非益精强阴之药，乃降肾中命门虚火之药也，去火之有余，自然益水之不足，泻肾中之虚火，自然添骨中之真水矣。黄精，性味甘平，归脾、肺、肾经，具补气养阴、健脾、益肾之效，用于治疗肾亏腰膝酸软、脾胃虚弱、体倦乏力、口干食少、肺虚燥咳、精血不足、内热消渴等症，此方用之为补肾之佐药。

同时配合暖巢煲（详见中篇）以暖巢填精、护卵养泡。

②非经期

以注重补肾填精、泡膜调养、补给精血为原则。选以自制助卵汤，补肾填精、泡膜调养、补给精血。同时用暖巢煲、养泡煲、养膜糊。自制助卵汤，组成如下：

山药、百合、莲子、桑葚、黑枸杞、黑豆、菟丝子、石斛、白术、蜜黄芪、党参、月季花、橘叶、甘草。嘱患者经间期服用。

方释： 方中黄精、石斛、桑葚、黑枸杞、黑豆等为平补肾阴之品，共用可滋补肝肾，养阴补血，清降虚火；加山药、莲肉、百合可在补肾的同时健脾养胃、养心安神、调和心脾；白术、黄芪、党参健脾益气，固护胃气；覆盆子、菟丝子可补肾固精，调理冲任，补肾阳，滋肾阴。上述诸药合用，使肾阴得养，肾阳得化，正所谓"善补阳者，阴中求阳，则阳得阴助而生化无穷；善补阴者，阳中求阴，则阴得阳升而源泉不竭"。月季花、橘叶可活血通经，疏肝理气，使气血调达，冲任通畅；甘草调和诸药。全方补中有通，静中有动，以补肾为主，肝脾心同调，养血不忘活血，补气不忘行气，使阴阳平衡，气血畅通，冲任调达，血海充盈，天癸复至。

（2）无孕求者：以调节经量，助膜长养为主，同时注重原发疾病治疗，整体调节。同时加用妇科外敷包外敷，以活血化瘀、清热散粘，使药效经皮肤渗透直达病所，促进局部血液循环，改善血运，缩小病灶，增加月经量。

五、子宫假腔

子宫切口假腔即西医之"子宫切口憩室""剖宫产后子宫切口愈合缺损"，随着剖宫产手术的普遍而发病率增长，由于其引起的异常阴道出血经久不愈，且病情反复发作，已成为严重影响育龄妇女身心健康及家庭和谐的一个重要病症。临床上，对剖宫产术后这种晚期并发症尚未引起足够重视，多数患者常被漏诊或误诊。中医虽无"假腔"病名，但根据其症状可纳入经期延长、崩漏、月经过多等范畴。尤师在多年诊治假腔出血的过程中，将中西医理论与临床巧妙结合并创新，针对临床治疗假腔推出了新颖的"尤氏治疗三部曲"治疗理论，临床上效果显著。

特色辨治

1. 三期三法论治

尤师认为气虚不摄，热瘀互结是假腔的基本病机。气虚、瘀热、邪毒，是假腔萌生、发展、形成之本。因此本病病名为胞宫假腔。病机是虚、热、瘀互结。治则是益气化瘀、清热凉血、敛腔止血。本病治疗中，尤师自创三期三法诊疗方法，在临床中取得显著的疗效。

（1）行经期——逼宫法：月经的第1～6天，予以中药外敷包，使药效经皮肤渗透迅速吸收，直至病所，以求宣、散、通治疗。治疗目的促进局部血液循环，改善血运，促使假腔瘀血随经血排出，缩小假腔病灶。同时行血不破血，避免经期出血过多；中药外敷包组成如下：

乳香、没药、大血藤、艾叶等。具体用法：2个，嘱患者3天1个，于下腹部外敷。

（2）行经后半期——敛宫法：自月经的第4天开始，尤师予以经期因势利导，益气清热，活血调经，益气之品助正气以收敛疮口，且兼摄血止血之功。清热药使瘀热与虚热皆消，有助于切口愈合。内服中药汤剂，以止敛宫血。所用收涩之药一为止血，二为敛疮。促使假腔瘀血随经血尽快排出，同时行血不破血，避免经期出血过多，予以自制尤氏四花汤益气与清热同行，收涩与化瘀为用，使疮口收敛，假腔渐愈，瘀血去而经血调。自拟方具体药物组成：

党参、黄芪、炒白术、连翘、乌贼骨、金银花、百合花、玳玳花、木槿花、龙骨、茜草、香附、甘草。嘱患者月经周期第4天始服，每日1剂，连服10～14天。

方释：方中党参健脾益气，为君药；黄芪、白术助党参益气固冲止血为臣；乌贼骨、石榴皮、金樱子、龙骨固涩止血；茜草根化瘀止血。乌贼骨、茜草根即《内经》之"四乌贼骨一藘茹丸"，通涩并用，既能止血又可化瘀。乌贼骨有止血敛疮之功效，石榴皮、金樱子、龙骨等收涩药物皆佐助乌贼骨收涩止血敛口。香附活血化瘀，为"血中之气药"。配合"四花汤"使益气与清热同行，收涩与化瘀为伴，使疮口收敛，假腔渐愈，瘀血去而经血调。月经周期第4天始服，每日1剂，连服10～14天，3个月经周期为1个疗程，可继服2～3个疗程。饮食忌烧烤、油炸、辛辣、发物。

随症加减：若出血日久，潮热颧红，五心烦热，加地骨皮、白薇以清虚热；气阴两虚致倦怠乏力，气短懒言者，加太子参、五味子；下腹疼痛，口渴心烦，大便干结，舌暗红苔薄黄为瘀热之征，加牡丹皮、赤芍、丹参。

（3）**经后期——清宫法**：经后期，予内服盆炎丸颗粒（湖南中医药大学第一附属医院药剂科制），以解毒祛邪。本方清热除湿，活血解毒，攻邪而不伤正，行气益气，强腰通络，扶正而不留邪，对改善下腹疼痛、白带量多都有明显疗效。多年的临床实践证明，盆炎丸颗粒能促进组织再生与修复能力，提高机体免疫力；有广泛的抗菌、杀病毒作用。该方有助于腔口修复。具体用法如下：

生薏苡仁、赤芍、白芍、炒冬瓜子等。嘱患者月经周期第 10 天始服，每日 2 次，连服 14 天。

同时，尤师常配合补气扶正类药物，如党参、黄芪、白术三药扶助人体之正气、补气以养血，金银花、连翘、木槿花清解体内瘀热、虚热，红景天、绞股蓝增强机体防御外邪之力，攻邪而不伤正，扶正而不留邪，可明显改善患者下腹疼痛、白带量多等症状。

2. 塑宫体位疗法

同时尤师也提倡体位疗法，假腔偏右则于经期左侧卧位，假腔偏左则于经期右侧卧位。胞宫假腔疗效评价记录月经卡以了解经期长短状况、出血特点等。行阴式 B 超以了解假腔大小、形状、位置、与浆膜层距离等变化。注意观察临床症状的胀、酸等变化。胞宫假腔预防提倡自然分娩；严格掌握剖宫产指征，最大限度地降低剖宫产率。即便有剖宫产适应证的产妇，应等待宫缩发动后再行手术为宜，以免因术中缝合时切口上下缘对合不齐而形成皱褶，引发胞宫假腔形成。对剖宫产术后长期子宫出血的患者，应尽早做彩超及宫腔镜检查以明确诊断，及早治疗。

（黄川雨　谢佳　夏宛廷　胡幽兰　冯桂林　段培培　杨佳丽　整理）

附1 尤氏粥系列

痛经食疗方

1. 王不留行粥

【原料】王不留行 15g，粳米适量。

【制法】入水煮至粥熟烂，加白糖或食盐少许调味。

【服法】每 2 日 1 剂，月经前服 3~5 剂。

【功效】活血痛经，下乳消痈。用于气滞血瘀所致的经行腹痛、闭经、乳汁不通等。

2. 小茴香粥

【原料】小茴香 20g，粳米适量。

【制法】将小茴香炒香布包，与粳米适量同放锅内，加水适量煮粥，粥成即可。

【服法】每日 2 次，经前连服 3~5 天。

【功效】温阳散寒，理气和胃。用于冲任虚寒、气滞血瘀之痛经及多囊卵巢综合征。

3. 菊杞山药粥

【原料】菊花、枸杞、山药、粳米均适量。

【制法】先将菊花加水煎汤，去渣取汁，入枸杞、菊花、山药、粳米小火熬煮至米熟成粥。

【服法】早晚空腹食用。经前开始，连用 1 周。

【功效】滋阴潜阳，平肝止痛。用于阴虚阳亢之经行头痛。

多囊卵巢、卵巢囊肿食疗方

1. 薏米赤小豆绿豆粥

【原料】赤小豆 15g，薏苡仁 15g，绿豆 15g，粳米 15g。

【制法】同放锅内，加水适量煮粥，粥成即可。

【服法】每周 1～2 次。

【功效】适用于多囊卵巢、卵巢囊肿。

2. 莱菔子粥

【原料】莱菔子 15g，粳米 50g。

【制法】莱菔子与粳米入水煮粥，至粥熟烂，加白糖或食盐少许调味。

【服法】月经前服用。

【功效】健脾除湿，化痰通络。用于脾虚痰湿之多囊卵巢综合征及卵巢囊肿。

3. 干姜艾叶苡仁粥

【原料】干姜、艾叶、薏苡仁各适量。

【制法】干姜、艾叶煎水取汁，净薏苡仁煮粥至八成熟，入药汁同煮至熟。

【服法】每周 1 次温服。

【功效】温肾健脾，祛湿通络。用于脾肾阳虚痰湿阻络所致的多囊卵巢综合征及卵巢囊肿。

卵巢早衰、月经量少食疗方

1. 参芪粥

【原料】黄精 15g，党参 15g，北芪 15g，山药 15g，糯米、粳米各适量。

【制法】以上原料同放锅内，加水适量煮粥，粥成即可。

【服法】每周 1～2 次。

【功效】补肾健脾益气。用于脾肾血亏所致的卵巢早衰、月经量少。

2. 龙眼山药红枣薏仁粥

【原料】桂圆肉 15g，红枣 3 枚，山药 15g，薏苡仁 15g，糯米、冰糖各适量。

【制法】同放锅内，加水适量煮粥，粥成即可。

【服法】每周 1～2 次。

【功效】用于卵巢早衰、月经量少。

3. 海参粥

【原料】海参 15g，大米 60g，葱、姜、盐适量。

【制法】将海参用温水泡发，洗净切成小块，另将大米洗净，入锅内，加入海参、葱、姜、盐及适量水，煮熬成粥。

【服法】作主食，每日 1 剂，常食。

【功效】滋阴养血，清泻虚火。适用于肾阴虚之不孕（女方卵巢早衰、月经量少，男方性功能障碍时）。

4. 苁蓉羊肉粥

【原料】肉苁蓉 15g，羊肉、粳米适量。

【制法】先取肉苁蓉 15g，加水 300mL 煮约 20 分钟，滤取汁，粳米适量洗净，羊肉适量。洗净切碎同放锅内，加水适量煮粥，将至米烂肉熟时，加入少许盐调味即可。

【服法】作主食，每日 1 剂，常食。

【功效】补肾阳，益精血。适用于肾阳不足，精亏血少之不孕不育。

5. 山药苡仁荸荠粥

【原料】怀山药、薏苡仁、红枣、糯米、荸荠粉各适量。

【制法】怀山药适量打成粉，薏苡仁适量加水煮至开花，红枣、糯米各适量煮至米烂，撒入怀山粉搅匀，隔 2 分钟后，再将荸荠粉撒入粥内，搅匀入白糖食。

【服法】作主食，每日 1 剂，常食。

【功效】健脾除湿，清心火。适用于痰湿内阻所致的不孕症。

绝经综合征食疗方

1. 滋阴粥

【原料】小麦、大枣、玉竹、粳米各适量。

【制法】同入锅内，加水适量同煮，粥成即可。

【服法】月经前，每日 1 次，连服 4～6 日。

【功效】滋阴清热，健脾安神。用于绝经综合征，可见潮热、盗汗、失眠等症。

2. 百合莲子粥

【原料】鲜百合 15g，莲子 15g，粳米适量。

【制法】将鲜百合、莲子、粳米，洗净加水适量烧沸后，改小火煮至百合、莲子熟，汤如粥，加蜂蜜即可。

【服法】经前 1 周佐餐连服，至月经来潮。

【功效】养心安神。可用于心悸、失眠、多梦等绝经综合征。

3. 首乌粥

【原料】何首乌 15g，粳米、枣各适量。

【制法】将何首乌用砂锅煎取汁，再加入粳米、枣各适量，文火煮粥。待粥熟后，加适量红糖稍煮片刻即可。

【服法】常服。

【功效】补益精血。适用于绝经综合征之失眠健忘。

4. 芍芎佛手粥

【原料】白芍 10g，川芎 10g，佛手 10g。

【制法】白芍、川芎、佛手加水 5 碗，煎成 3 碗去渣，入粳米、红糖煮粥食用。

【服法】月经前，每日 1 次，连服 3～5 日。

【功效】健脾养血，疏肝解郁。适用于绝经综合征之肝脾不调，肝郁气滞。

女性性功能障碍食疗方

1. 龙眼山药红枣薏仁粥

【原料】桂圆肉 20g，山药 16g，薏苡仁 15g，红枣、糯米各适量。

【制法】桂圆肉洗净切碎，山药去皮切碎，同薏苡仁、红枣、糯米入清水 1000mL，共煮成粥，拌入冰糖适量即可。

【服法】早晚趁热服。

【功效】补益心脾，养血安神。用于气血亏虚所致的性功能障碍。

2. 生地黄精粥

【原料】生地黄 15g，黄精 15g。

【制法】将生地黄、黄精，入水 500mL 煎煮去渣取汁，再用药汁煮粳米为粥。

【服法】每月 1 次。

【功效】补肾益精。适用于肾精亏虚之性功能障碍。

（周航　夏宛廷　耿静然　整理）

附 2 尤氏汤系列

饮汤系列

痛经食疗方

1. 陈皮良姜乌鸡汤

【原料】雄乌骨鸡适量，陈皮 10g，良姜 10g，胡椒、草果各适量。

【制法】雄乌骨鸡适量切块，入陈皮、良姜，胡椒、草果各适量同炖。文火炖烂，食肉饮汤。

【服法】月经前每日服食 2 餐，连用 3~5 天。

【功效】温经暖宫，行气止痛。用于阳虚内寒，虚寒血滞所致的痛经。

2. 黄芪乌鸡汤

【原料】乌骨鸡 1 只，黄芪 50g。

【制法】将乌鸡宰杀去毛及肠杂洗净，黄芪洗净，切片后放入鸡腹中；将鸡放入砂锅内，加水 1000mL，煮沸后，改用文火，待鸡熟烂后，调味服食。

【服法】月经前服用。

【功效】益气养血，调经止痛。用于气血虚弱，冲任胞宫失于濡养所致的经行腹痛。

3. 猪蹄马鞭汤

【原料】马鞭草 15g，猪蹄适量。

【制法】猪蹄适量洗净，猪蹄每只切为 4 块。炒锅放在旺火上，下生油烧热，煸炒马鞭草，再加入黄酒稍炒一下，起锅装入陶罐内加入猪蹄和冷水 1 碗半，隔水用文火炖至猪蹄熟透即可。

【服法】每日分 2 次，温热食。

【功效】益肾养肝。用于肝肾亏虚之痛经。

月经期头痛食疗方

1. 芎芷鱼头汤

【原料】鱼头、川芎、白芷、生姜。

【制法】将鱼头去鳃，洗净，斩成两半；川芎、白芷洗净布包；生姜洗净，切片。全部用料放入锅内，加清水适量，武火煮沸后，改文火再煮 1 小时，去药包加食盐调味即可。

【服法】月经前服用。

【功效】活血化瘀，通窍止痛。用于瘀血停滞，络脉不通所致的经行头痛。

2. 猪脑天麻汤

【原料】猪脑、天麻。

【制法】取猪脑洗净，天麻蒸软切片，一并入锅，加水适量，煮沸后以小火炖 60 分钟，成稠厚羹汤，拣去药渣，晾温。

【服法】经常食用。

【功效】平肝息风止痛。用于阴虚阳亢肝阳上亢所致的经行头痛。

多囊卵巢、卵巢囊肿食疗方

1. 当归生姜羊肉汤

【原料】羊肉适量，当归 15g，生姜 6g，草果 10g，花椒 10g。

【制法】小火焖至熟烂，去药渣，食肉喝汤。

【服法】月经前每日 1 次，连服 3～5 日。

【功效】温阳补肾调经。用于肾阳不足所致的多囊卵巢综合征及卵巢囊肿。

2. 姜艾薏仁羊肉汤

【原料】干姜、艾叶各 10g，花椒 10g，薏苡仁 15g，羊肉适量。

【制法】煮汤，食肉饮汤。

【服法】每日 1 次，连服 5 日。

【功效】温阳健脾，通络调经。用于脾阳不足，痰湿内生所致的多囊卵巢综合征及卵巢囊肿。

3. 黄芪乌鸡汤

【原料】乌骨鸡适量，黄芪 30g。

【制法】乌骨鸡、黄芪煮沸后，改用文火，待鸡熟烂后，调味服食。

【服法】晨起服食，连服 7 日。

【功效】补气健脾。用于多囊卵巢综合征及卵巢囊肿。

4. 鳖甲白鸽汤

【原料】鳖甲 20g，白鸽 20g，葱、姜、黄酒、盐、味精各适量。

【制法】鳖甲、白鸽隔水炖熟，加调味品适量调味。

【服法】月经前服用。

【功效】滋阴补肾。用于肾虚之多囊卵巢综合征及卵巢囊肿。

5. 枸杞川楝炖鸡

【原料】枸杞子 15g，川楝子 15g，鸡 1 只。

【制法】将枸杞子、川楝子纳入鸡腹内，腹部朝上，放入盆内加入生姜及其他调味品，盖好盖。上笼蒸 2 小时，熟后去掉川楝子食用。调味品适量。

【服法】每 2 日 1 剂，月经前服 3～5 剂。

【功效】用于多囊卵巢综合征及卵巢囊肿。

卵巢早衰、月经量少食疗方

1. 石斛虫草乌鸡汤

【原料】石斛 15g，冬虫夏草 10g，乌鸡肉适量。

【制法】煲汤。

【服法】每周 1～2 次。

【功效】补肾益精。用于肾虚之卵巢早衰、月经量少。

2. 石斛山药大骨汤

【原料】石斛 15g，山药 15g，莲肉 15g，首乌 15g，大骨适量。

【制法】煲汤。

【服法】每周 1～2 次。

【功效】补肾健脾。用于脾肾两虚之卵巢早衰、月经量少。

3. 山药炖鸽汤

【原料】山药 15g，胡萝卜、鲜菇、鸽肉各适量。

【制法】煲汤。

【服法】每周 1～2 次。

【功效】滋阴补肾。用于肾阴虚之卵巢早衰、月经量少。

4. 黄精瘦肉汤

【原料】黄精 15g，首乌 15g，瘦肉适量。

【制法】煲汤。

【服法】每周 1～2 次。

【功效】补肾益精。用于肾精不足之卵巢早衰、月经量少。

5. 黄精鹌鹑汤

【原料】黄精 15g，鹌鹑肉适量。

【制法】煲汤。

【服法】每周 1～2 次。

【功效】补肾益精。用于肾精不足之卵巢早衰、月经量少。

6. 黑豆莲肉猪蹄汤

【原料】莲肉 15g，龙眼 15g，黑豆、猪蹄各适量。

【制法】煲汤。

【服法】每周 1～2 次。

【功效】补肾益精。用于肾精不足之卵巢早衰、月经量少。

7. 人参乌鸡汤

【原料】人参 15g，乌骨鸡适量。

【制法】煲汤。

【服法】每周 1～2 次。

【功效】补肾健脾益气。用于脾肾不足之卵巢早衰、月经量少。

8. 归芪茯苓乌鸡汤

【原料】当归15g，黄芪15g，茯苓15g，乌鸡适量。

【制法】煲汤。

【服法】每周1～2次。

【功效】健脾祛湿。用于脾虚痰阻之卵巢早衰、月经量少。

9. 首乌黄芪乌鸡汤

【原料】制首乌15g，黄芪15g，红枣3枚，乌鸡肉适量。

【制法】煲汤。

【服法】每周1～2次。

【功效】用于脾虚痰阻之卵巢早衰、月经量少。

10. 归地精姜羊肉汤

【原料】当归15g，熟地黄15g，黄精15g，生姜、羊肉适量。

【制法】煲汤。

【服法】每周1～2次。

【功效】用于卵巢早衰、月经量少。

11. 虫草鸡肉汤

【原料】鲜鸡肉、虫草适量。

【制法】将鲜鸡肉适量入锅加水，烧沸后捞去浮沫，放入洗净的虫草，用文火炖至鸡肉烂熟入调料调味即可。

【服法】每周1～2次。

【功效】用于卵巢早衰、月经量少。

12. 虫草水鸭汤

【原料】水鸭、冬虫夏草及姜、葱白、绍酒各适量。

【制法】水鸭宰杀后去毛、内脏，冬虫夏草及姜、葱白各适量同入鸭腹，以竹签缝好切口，盅内加绍酒、适量水及各种佐料，隔水蒸熟即成。

【服法】每周1～2次。

【功效】补肾益精。用于卵巢早衰、月经量少。

13. 雪莲归芪鸡汤

【原料】雪莲、当归、黄芪、党参与鸡各适量。

【制法】上几味同时炖。

【服法】每日 1～2 次，吃肉喝汤。

【功效】用于卵巢早衰、月经量少。

绝经综合征食疗方

1. 海带排骨汤

【原料】海带适量，陈皮 10g，香附 10g，猪排骨适量。

【制法】将海带适量用清水浸泡发透，清洗干净，切块；猪排骨适量洗净，斩块；陈皮、香附洗净，纱布包。将全部用料放入锅内，加清水适量，文火煮 1.5～2 小时后去药包，加食盐调味即可。

【服法】食肉饮汤，1 天之内服完。

【功效】疏肝行气。用于更年期烦躁易怒。

2. 钩藤瘦肉汤

【原料】猪瘦肉适量，夏枯草 15g，钩藤 15g，蜜枣适量。

【制法】猪瘦肉适量洗净；夏枯草、钩藤洗净布包。将猪瘦肉、蜜枣适量和药包同放入锅内，加清水适量，文火煮 1～2 小时。

【服法】去药包，加食盐调味即可。

【功效】补益肝肾。用于肝肾不足所致的更年期眩晕等症。

3. 益母佛手鲜芹汤

【原料】鲜芹菜适量，益母草 15g，佛手 10g。

【制法】将鲜芹菜适量、益母草、佛手三味加水 1500mL 煮沸，去渣取汁，鸡蛋搅成蛋花兑入，调料调味后即可。

【服法】月经前，每日 1 次，连服 4～5 日。

【功效】疏肝行气，活血调经。用于更年期月经紊乱。

女性性冷淡、性功能下降食疗方

1. 黄精苁蓉鹌鹑汤

【原料】黄精 15g，首乌 15g，肉苁蓉 15g，鹌鹑肉适量。

【制法】煲汤。

【服法】每周 1～2 次。

【功效】用于女性性冷淡、性功能下降。

2. 合欢鱼子汤

【原料】嫩豆腐、鲤鱼鱼子、鸡蛋、合欢花各 15g，面粉、水淀粉、生姜丝、葱、细盐、酱油、花椒、味精、猪油各适量。

【制法】煲汤。

【服法】每周 1～2 次。

【功效】用于女性性冷淡、性功能下降。

3. 参归公鸡汤

【原料】当归 15g，太子参 15g，小公鸡、生姜末、料酒、细盐、香油、葱、味精各适量。

【制法】煲汤。

【服法】每周 1～2 次。

【功效】用于女性性冷淡、性功能下降。

4. 虫草雌鸡汤

【原料】冬虫夏草 5g，雌鸡、细盐、料酒、生姜末、味精各适量。

【制法】煲汤。

【服法】每周 1～2 次。

【功效】用于女性性冷淡、性功能下降。

5. 枸杞北芪乳鸽汤

【原料】乳鸽适量，北芪 15g（布包），枸杞子 15g。

【制法】乳鸽洗净，与北芪（布包）、枸杞子入瓷盆内隔水炖熟，调味即可。

【服法】饮汤吃肉。隔日 1 次，连服 5 次。

【功效】用于女性性冷淡、性功能下降。

6. 首乌芪枣乌鸡汤

【原料】黄芪 15g，制首乌 15g，红枣 3 枚，乌鸡适量。

【制法】将黄芪、制首乌洗净，用布袋装，封口；红枣去核，乌鸡肉洗净，去脂肪，切成小块。把全部用料一齐放入砂锅内，加清水适量，武火煮沸后，文火煮 2 小时，去药袋后，调味即可。

【服法】随量食用。

【功效】用于女性性冷淡、性功能下降。

7. 二仙生姜羊肉汤

【原料】羊肉适量，仙茅 15g，淫羊藿 15g，生姜适量。

【制法】先将羊肉适量切片，放砂锅内入清水适量，再把用纱布包裹的仙茅、淫羊藿、生姜放入锅内，文火烧羊肉至烂熟，入调料即可。文火烧羊肉至烂熟，入调料即可。

【服法】食时去药包。

【功效】用于女性性冷淡、性功能下降。

女性性功能障碍食疗方

二仙羊肉汤

【原料】仙茅 15g，淫羊藿 15g，羊肉适量。

【制法】将仙茅、淫羊藿洗净，用纱布包裹。羊肉洗净，切小块。把全部用料一起放入砂锅内，加清水适量，武火煮沸后，文火煮 3 小时，去药包，调味即可。

【服法】每周 1～2 次。

【功效】用于女性性功能障碍。

吃蛋饮汤系列

痛经食疗方

1. 益母草延胡索鸡蛋汤

【原料】益母草 15g，延胡索 15g，鸡蛋 2 只。

【制法】三物加水同煮，鸡蛋熟后去壳再煮片刻去药渣。

【服法】吃蛋饮汤。月经前每天1次，连服5～7天。

【功效】活血化瘀，行气止痛。用于气滞血瘀之痛经。

2. 芎艾鸡蛋汤

【原料】川芎15g，艾叶15g，鸡蛋2个。

【制法】鸡蛋、川芎、艾叶同煮，鸡蛋煮熟后取出去壳，复置汤药内，再用文火煮5分钟，酌加黄酒适量。

【服法】吃蛋饮汤。日服1次，5次为1个疗程，经前服。

【功效】温阳行气止痛。用于阳虚气血瘀滞之痛经。

3. 益母艾叶归尾鸡蛋汤

【原料】益母草15g，艾叶1g，归尾10g，鸡蛋2个。

【制法】加水同煮至鸡蛋熟后去壳，再煮片刻，去药渣。

【服法】吃蛋饮汤。月经前每日1次，连服5～7天。

【功效】活血化瘀，行气止痛。用于气滞血瘀之痛经、多囊卵巢、卵巢囊肿。

4. 黑豆鸡蛋汤

【原料】鸡蛋2个，黑豆30g。

【制法】加水适量，用文火煎煮，蛋熟后取出去壳，放入再煮10分钟左右即可。

【服法】吃蛋饮汤。月经前每日1次，连服5～7天。

【功效】补肾益精，缓急止痛。用于肾虚之痛经。

5. 益母丹参鸡蛋汤

【原料】益母草15g，丹参15g，鸡蛋2个。

【制法】加水同煮，鸡蛋熟后去壳再煮片刻。

【服法】吃蛋饮汤。连服5～7天。

【功效】活血化瘀止痛。用于血瘀之痛经。

6. 芎艾鸡蛋汤

【原料】鸡蛋2个，川芎10g，艾叶10g。

【制法】鸡蛋、川芎、艾叶同煮，鸡蛋煮熟后取出去壳，复置汤药内，再用文火煮5分钟，酌加黄酒适量。

【服法】吃蛋饮汤。月经前2日开始每日服1次，连服3～5日。

【功效】行气活血，祛瘀通经。用于气滞血瘀所致的多囊卵巢、卵巢囊肿。

7. 姜艾鸡蛋汤

【原料】艾叶10g，生姜适量，鸡蛋2个。

【制法】艾叶切断，生姜用刀面击碎，与鸡蛋2个一起放入锅中，加水300mL同煮，待鸡蛋熟后去壳，复入原汁中，煮5分钟。

【服法】趁热饮汤吃蛋。每日1次，5次为1个疗程，经前服。

【功效】温经散寒。用于寒凝血瘀之痛经。

8. 黑豆鸡蛋汤

【原料】鸡蛋2个，黑豆适量。

【制法】鸡蛋、黑豆同放锅内，加水适量，用文火煎煮，蛋熟后取出去壳，放入再煮10分钟左右即可。

【服法】吃蛋饮汤。月经前每日1次，连服5～7日。

【功效】补肾调经。用于肾虚之多囊卵巢、卵巢囊肿。

更年期综合征食疗方

参冬枸杞鸡蛋汤

【原料】沙参15g，麦冬15g，枸杞子15g，鸡蛋1个。

【制法】以上原料同入锅内，文火煮熟。

【服法】吃蛋喝汤。月经前，每日1次，连服4～5日。

【功效】滋阴补肾。用于肾阴虚之更年期综合征。

女性性功能障碍食疗方

1. 天麻鸭蛋汤

【原料】鸭蛋2个，天麻10g。

【制法】将鸭蛋两个放盐水中浸7日后，在顶端钻1小孔，倒出适量鸭蛋清（并贮器皿中），再灌入已研成细末的天麻（若鸭蛋不充盈，可将倒出的鸭蛋清重新装入，至充盈为度），然后用麦面做饼将鸭蛋上的小孔封闭，随即将鸭蛋完全包裹，放在火上灰中煨熟。

【服法】每天晚上用开水送食鸭蛋2枚。

【功效】用于女性性功能障碍。

2. 龙眼鹌鹑蛋汤

【原料】鹌鹑蛋4枚，龙眼肉15g，红糖适量。

【制法】将鹌鹑蛋打碎去壳，和龙眼肉、红糖放置碗中，加水放饭上蒸熟。

【服法】每天早晨服1次。

【功效】用于女性性功能障碍。

（周航　夏宛廷　耿静然　整理）

附3 尤氏茶系列

养颜茶

【原料】金银花 30g，三七花 30g，胎菊花 30g。

【制法】金银花、三七花、胎菊花泡水，代茶饮。

【服法】每日频服。

【功效】清肝泻火。用于面部长斑、长痘者，肝火旺盛者。

痛经食疗方

1. 黑豆红花茶

【原料】黑豆 15g，红花 10g。

【制法】把黑豆、红花放入锅内，加清水适量，用武火煮沸后，再用文火煮，至黑豆烂熟，除去黑豆，红花留汁，加红糖搅匀即成。

【服法】每日服 2 次，每次服 1 杯。

【功效】活血祛瘀。用于痛经、多囊卵巢综合征、卵巢囊肿。

2. 月季茱萸茶

【原料】月季花 15g，山茱萸 15g。

【制法】将月季花、山茱萸煎水取汁，冲茶叶饮用。

【服法】每日 1 剂，月经前连用 5～7 剂。

【功效】温经散寒，化瘀止痛。用于寒湿凝滞所致的痛经、多囊卵巢综合征、卵巢囊肿。

3. 桑菊茶

【原料】菊花、桑叶适量。

【制法】菊花、桑叶加水 500mL 煎取汁；或菊花 6g，桑叶 3g，用沸水泡茶亦可。

【服法】经常服用。

【功效】调肝缓急止痛。用于肝阴不足之痛经。

4. 雪梨贝母银耳茶

【原料】大雪梨 1 个，川贝母 10g，银耳 20g，冰糖适量。

【制法】将梨去心后，放入贝母，与银耳、冰糖同入锅加水煮炖 1 小时。

【服法】分 2 次服，吃梨、银耳，喝汤，经常服。

【功效】清热除湿，化瘀止痛。用于湿热瘀阻之痛经。

多囊卵巢综合征、卵巢囊肿食疗方

1. 马蹄汁

【原料】鲜马蹄、矿泉水各适量。

【制法】榨汁。

【服法】每周 1~2 次。

【功效】清热祛湿。用于多囊卵巢综合征、卵巢囊肿。

2. 橘红楂曲麦芽汁

【原料】山楂 15g，麦芽 15g，神曲 15g，橘红 10g，红糖适量。

【制法】山楂、麦芽、神曲、橘红，分别取杂质，加水适量，煎煮 30 分钟，去渣取汁约 400mL，兑入红糖拌匀。

【服法】分次代茶饮，连服 10 天为 1 个疗程。

【功效】化痰除湿。用于多囊卵巢综合征、卵巢囊肿。

3. 黑豆红花饮

【原料】黑豆 15g，红糖、红花各 10g。

【制法】把黑豆、红花放入锅内，加清水适量，用武火煮沸后，再用文火煮，至黑豆烂熟，除去黑豆，红花留汁，加红糖搅匀即成。

【服法】每日服 2 次，每次服 1 杯。

【功效】补肾活血通经。用于肾虚血瘀之多囊卵巢综合征、卵巢囊肿。

4. 月季茱萸茶

【原料】月季花 15g，山茱萸 15g。

【制法】月季花、山茱萸煎水取汁，冲绿茶饮用。

【服法】每日 1 剂，月经前连用 5～7 剂。

【功效】用于多囊卵巢综合征、卵巢囊肿。

卵巢早衰、月经量少食疗方

1. 石斛马蹄汁

【原料】鲜石斛 25g，凉薯、马蹄、矿泉水各适量。

【制法】鲜石斛、凉薯、马蹄、矿泉水适量榨汁。

【服法】每周 1～2 次。

【功效】滋阴补肾。用于肾阴虚之卵巢早衰、月经量少。

2. 归芎黑豆汁

【原料】黑豆适量，归尾 10g，川芎 10g，红糖适量。

【制法】黑豆洗净，同归尾、川芎一道放入砂锅内，加清水适量，用武火烧沸后，转用文火煮至黑豆熟烂，去渣留汁，加红糖搅匀即可。

【服法】每周 1～2 次。

【功效】补肾活血祛瘀。用于肾虚血瘀之卵巢早衰、月经量少。

绝经综合征食疗方

1. 楂麦青皮饮

【原料】山楂、麦芽、青皮、红糖各适量。

【制法】将山楂、麦芽、青皮洗净，水煎去渣取汁，加红糖即可。

【服法】代茶饮。

【功效】健脾消食，行气除胀。用于脾胃虚弱之绝经综合征。

2. 枸杞地黄荔枝饮

【原料】荔枝干 15g，枸杞子 15g，干地黄 15g，冰糖适量。

【制法】将荔枝干去壳，同枸杞子、干地黄一起放入锅内，加水适量，文火煮 1～1.5 小时，加入冰糖溶化即可。

【服法】代茶饮。

【功效】滋肾益阴。用于肾阴虚之绝经综合征。

3. 黑豆小麦莲子饮

【原料】黑豆 15g，浮小麦 15g，黑枣 15g，莲子 15g，冰糖适量。

【制法】先水煎黑豆、浮小麦 40 分钟，去渣取汁，加入黑枣、莲子煮熟，放入冰糖即可。

【服法】每日顿服，连服 7 天。

【功效】滋肾益阴。用于肾阴虚之绝经综合征见潮热盗汗等。

（周航　夏宛廷　耿静然　整理）

附4 尤氏酒系列

女性性冷淡、性功能障碍食疗方

1. 参蛤酒

【原料】蛤蚧 10g，人参 10g，淫羊藿 10g，枸杞子 10g，益智仁 10g，上等白酒适量。

【制法】将上述药物浸于白酒内。

【服法】随量饮用。

2. 人参鹿茸酒

【原料】人参、鹿茸、冰糖、上等白酒各适量。

【制法】将上述药物浸于白酒内。

【服法】随量饮用。

3. 参蛤梅杞酒

【原料】人参、蛤蚧、梅杞各适量。

【制法】将上述药物浸于米酒内。

【服法】随量饮用。

男方生殖有碍食疗方

1. 仙传种子药酒方

【原料】茯苓 100g，大枣肉 50g，胡桃仁 40g，白蜜 600g，蜜炙黄芪、人参、白术、当归、川芎、炒白芍、生地黄、熟地黄、小茴香、枸杞子、覆盆子、陈皮、沉香、官桂、砂仁、甘草各5g，乳香、没药、五味子各3g，烧酒2000mL，糯米酒1000mL。

【制法】白蜜入锅内熬滚，入乳香、没药搅匀，微火熬滚后倾入瓷器，将烧酒、糯米酒及剩余各药研为末，共入瓷器中，用竹叶封口，外固。把瓷器放入锅中，大柴火煮40分钟取出，埋土中3天（去火毒），即可贮用。

【服法】月经期后每日早、晚夫妇各饮10mL，连续5～7日，勿醉。

【功效】补元调经，填髓补精。适用于气血不足之不孕。

2. 种子药酒

【原料】淫羊藿125g，胡桃肉、怀生地各60g，枸杞子、五加皮各30g，白酒适量。

【制法】将上药加工捣碎，倒入净坛中，注入白酒，以淹没药物为宜，封固，隔水加热至药片蒸透，取坛放凉，再浸数日即可饮用。

【服法】月经期后每日早、晚夫妇各饮10mL，连续5～7日，勿醉。

【功效】补肾阳，益精血。适用于肾阳虚之不孕。

（周航　夏宛廷　耿静然　整理）

参考文献

［1］杨永琴，尤昭玲，游卉，等. 浅谈尤昭玲中医妇科特色望诊法［J］. 中华中医药杂志，2016，31（12）：5083-5086.

［2］杨永琴，尤昭玲，游卉，等. 尤昭玲对不孕病症中医治疗及试孕方案经验［J］. 中华中医药杂志，2016，31（11）：4559-4562.

［3］王红. 尤昭玲诊疗胞宫假腔经验介绍［J］. 世界中西医结合杂志，2016，11（9）：1204-1206.

［4］王南苏，尤昭玲. 尤昭玲治疗体外受精 - 胚胎移植中输卵管积水经验［J］. 湖南中医杂志，2016，32（9）：36-38.

［5］周夏芸，尤昭玲，游卉. 浅谈体外受精 - 胚胎移植之尤氏养胎二步法［J］. 中华中医药杂志，2016，31（9）：3572-3574.

［6］杨永琴，尤昭玲. 尤昭玲治疗多囊卵巢综合征合并亚临床甲减先兆流产经验［J］. 湖南中医杂志，2016，32（8）：38-40.

［7］王肖，尤昭玲，刘文娥. 尤昭玲教授对卵巢低反应的认识及中医辅助治疗特色［J］. 中国中西医结合杂志，2016，36（8）：1008-1009.

［8］杨硕，尤昭玲，邓菁瑛. 尤昭玲教授对子宫切口假腔的诊疗经验及再妊娠结局的风险评估［J］. 湖南中医药大学学报，2016，36（8）：37-40.

［9］杨永琴，尤昭玲，游卉. 尤昭玲工作室关于体外受精 - 胚胎移植的中医辅助治疗方案构建［J］. 湖南中医药大学学报，2016，36（3）：43-46.

［10］罗翔祎，谈珍瑜，邱冉冉. 尤昭玲补脾益肾治疗卵巢早衰经验［J］. 湖南中医杂志，2016，32（3）：29-31.

［11］向艳华，林洁. 尤昭玲中西医结合治疗崩漏经验［J］. 湖南中医杂志，2016，32（2）：

30-32.

［12］王静，谈珍瑜，尤昭玲.尤昭玲治疗宫腔粘连经验［J］.湖南中医杂志，2016，32（1）：24-26.

［13］王红.尤昭玲诊治多囊卵巢综合征经验探析［J］.山西中医，2016，32（1）：4-6.

［14］曾倩，尤昭玲，章刚，等.衷中参西论尤氏种子安胎法［J］.中华中医药杂志，2016，31（1）：147-149.

［15］谈珍瑜，林洁.尤昭玲医案精华［M］.北京：人民卫生出版社，2016.

［16］杨永琴，尤昭玲.尤昭玲教授诊治多囊卵巢综合征性不孕症的经验［J］.中医药导报，2015，21（23）：25-28.

［17］杨永琴.尤昭玲"三期三法"治疗胞宫假腔临床经验［J］.中医药导报，2015，21（21）：81-82.

［18］梁雪松，周游，尤昭玲.尤昭玲教授对子宫腺肌病的认识及诊疗经验［J］.四川中医，2015，33（11）：14-16.

［19］周夏芸，尤昭玲.尤昭玲对多囊卵巢综合征不孕症ART-ET助孕的中医辅治［J］.辽宁中医杂志，2015，42（11）：2085-2088.

［20］王肖，尤昭玲.尤昭玲基于五行学说的体外受精-胚胎移植中医辅治策略［J］.中国中医药信息杂志，2015，22（10）：102-103.

［21］梁雪松，周游，项颗，等.尤昭玲教授治疗子宫肌瘤［J］.长春中医药大学学报，2015，31（5）：960-961.

［22］姚婷，林洁.尤昭玲教授治疗多囊卵巢综合征临证药对经验浅析［J］.湖南中医药大学学报，2015，35（8）：38-40.

［23］王肖，尤昭玲.多囊卵巢综合征患者行体外受精-胚胎移植的中医辅治方案［J］.中华中医药杂志，2015，30（8）：2817-2819.

［24］杨永琴，尤昭玲.尤昭玲教授对PCOS患者行IVF-ET的中医辅助治疗经验［J］.湖南中医药大学学报，2015，35（7）：21-24.

［25］周游，梁雪松，尤昭玲.浅谈尤昭玲教授对卵巢储备功能不良的特色诊疗体会［J］.中华中医药杂志，2015，30（7）：2395-2397.

［26］杨永琴，尤昭玲，游卉.尤昭玲治疗卵巢功能低下不孕经验［J］.湖南中医杂志，2015，31（5）：29-31.

［27］周俊兰，尤昭玲.尤昭玲从脾肾分期论治以助胎孕的经验［J］.辽宁中医杂志，2015，42（5）：946-947.

［28］汤洁，谈珍瑜，刘文娥，等.尤昭玲"助卵养巢"治疗多囊卵巢综合征经验［J］.中医杂志，2015，56（10）：828-830.

［29］李俊敏，尤昭玲.尤昭玲"安胎前移法"在体外受精胚胎移植技术中的应用［J］.中医杂志，2015，56（9）：737-739.

［30］文乐兮，尤昭玲.尤昭玲中医安胎思路的构想与实践［J］.中国中医基础医学杂志，2015，21（4）：398-399.

［31］杨永琴，尤昭玲，周游.尤昭玲教授诊治妇科疾病探析［J］.湖南中医药大学学报，2015，35（3）：48-51.

［32］刘文娥，游卉，张婉妮，等.尤昭玲治疗宫腔粘连经验［J］.中医杂志，2015，56（5）：369-371.

［33］王肖，尤昭玲.尤昭玲治疗多囊卵巢综合征经验［J］.湖南中医杂志，2015，31（2）：27-29.

［34］姚雪茹，林洁.尤昭玲治疗多囊卵巢综合征致不孕症经验［J］.湖南中医杂志，2014，30（12）：36-38.

［35］周俊兰，尤昭玲.尤昭玲教授运用中医药辨治宫腔粘连致月经过少的经验［J］.湖南中医药大学学报，2014，34（12）：29-31.

［36］曾倩，尤昭玲，钟燕梅，等.由"天人相应"浅析尤昭玲教授的安胎精髓［J］.中华中医药杂志，2014，29（12）：3724-3726.

［37］吴阳，尤昭玲.尤昭玲分期治疗宫腔粘连经验［J］.湖南中医杂志，2014，30（11）：36-38.

［38］汪诗琪，林洁.尤昭玲教授运用中医药对宫腔粘连致不孕症的诊疗特色［J］.湖南中医药大学学报，2014，34（10）：30-33.

［39］刘文娥，谈珍瑜，陈燕霞，等.尤昭玲"养卵泡先暖巢"治疗思路及应用［J］.中医杂志，2014，55（20）：1726-1728.

［40］杨永琴，尤昭玲.尤昭玲对宫腔粘连不孕症经验介绍［J］.辽宁中医杂志，2014，41（9）：1826-1828.

［41］王肖，尤昭玲.浅析尤昭玲教授对子宫内膜异位症的认识及中医治疗特色［J］.中华中医药杂志，2014，29（8）：2457-2460.

［42］王肖，尤昭玲.尤昭玲观形察色巧辨女性生殖内分泌功能经验［J］.湖南中医杂

志，2014，30（7）：19-21.

［43］周夏芸，尤昭玲.尤昭玲教授辨证治疗子宫切口假腔三步法［J］.湖南中医药大学
学报，2014，34（7）：29-31.

［44］叶秀英，尤昭玲.尤昭玲教授辨治不孕症"病、证、期、时"模式浅析［J］.中华
中医药杂志，2014，29（7）：2223-2226.

［45］王肖，尤昭玲.尤昭玲从脾胃论治妇产科疾病经验［J］.湖南中医杂志，2014，
30（6）：17-18.

［46］刘文娥，林洁，陈艳霞，等.尤昭玲教授花类药物的应用经验总结［J］.中华中医
药杂志，2014，29（6）：1866-1868.

［47］杨硕，尤昭玲.尤昭玲教授诊疗 PCOS 性不孕卵泡发育异常经验总结［J］.中华
中医药杂志，2014，29（5）：1312-1315.

［48］潘赛梅，谈珍瑜，刘文娥.尤昭玲调治子宫内膜低容受性经验［J］.中医杂志，
2014，55（8）：648-649.

［49］潘赛梅，谈珍瑜，刘文娥.尤昭玲治疗输卵管积水经验［J］.湖南中医杂志，
2014，30（3）：31-32.

［50］林娜，林洁，尤昭玲.尤昭玲诊治多囊卵巢综合征之经验撷菁［J］.湖南中医杂
志，2014，30（2）：13-14.

［51］眭茜，林洁，尤昭玲.尤昭玲对卵泡长速慢的临床探索和诊疗经验［J］.湖南中医
杂志，2013，29（12）：27-29.

［52］伍娟娟，尤昭玲，林忠，等.尤昭玲治疗子宫内膜异位症不孕验案 1 则［J］.河北
中医，2013，35（10）：1447-1448.

［53］彭细波，谈珍瑜，尤昭玲，等.尤昭玲治疗青春期多囊卵巢综合征经验［J］.湖
南中医杂志，2013，29（10）：15-16.

［54］王肖，尤昭玲.浅析尤昭玲教授妇科临证巧用三七花、人参花的经验［J］.中医药
导报，2013，19（9）：16-17.

［55］郭晓虹，尤昭玲.尤昭玲教授诊治月经量少临床经验［J］.湖南中医药大学学报，
2013，33（7）：63-64.

［56］尤昭玲，冯桂玲，叶秀英，等.卵泡发育异常中医诊疗方案的构建和临床实践
［J］.中医杂志，2013，54（13）：1105-1107.

［57］郭晓虹，尤昭玲.尤昭玲教授运用花类药物治疗妇科疾病经验［J］.湖南中医杂志，2013，29（6）：24-25.

［58］冯桂玲，尤昭玲，刘丹卓.尤昭玲巧用基础体温测定与卵泡监测治疗不孕经验总结［J］.辽宁中医杂志，2013，40（6）：1097-1098.

［59］王肖，尤昭玲.尤昭玲教授察"形"观"色"辨卵巢功能［J］.湖南中医药大学学报，2013，33（5）：13-14.

［60］叶秀英，尤昭玲，冯桂玲.尤昭玲教授应用时空观辨治卵泡发育异常经验浅析［J］.湖南中医药大学学报，2013，33（2）：3-7.

［61］冯桂玲，尤昭玲.尤昭玲教授补肾健脾法辅治卵巢低反应经验总结［J］.中华中医药学刊，2012，30（11）：2379-2381.

［62］冯桂玲，尤昭玲.尤昭玲教授诊治"子宫切口假腔"经验［J］.湖南中医药大学学报，2012，32（9）：44-46.

［63］李长艳，尤昭玲.尤昭玲教授治疗卵巢早衰经验［J］.湖南中医杂志，2012，28（3）：18-20.

［64］冯桂玲，尤昭玲.尤昭玲"安胎汤"临床应用经验［J］.辽宁中医杂志，2012，39（3）：414-415.

［65］肖彭莹，尤昭玲.尤昭玲教授临床诊疗排卵障碍性不孕的经验总结［J］.中华中医药学刊，2012，30（2）：294-296.

［66］李小丹，曹立幸，尤昭玲，等.尤昭玲教授治疗血证临证经验［J］.辽宁中医药大学学报，2012，14（2）：138-139.

［67］刘文娥，王丽云，林洁，等.尤昭玲教授用"消法"治疗子宫肌瘤的经验总结［J］.中华中医药杂志，2011，26（11）：2616-2618.

［68］林洁.尤昭玲教授辨治不孕症的临证思路［J］.湖南中医药大学学报，2011，31（9）：3-7.

［69］熊桀，尤昭玲.尤昭玲教授对体外受精－胚胎移植术失败病症的中医临床经验举隅［J］.湖南中医药大学学报，2011，31（9）：51-54.

［70］王春荣，尤昭玲，徐爱良.尤昭玲教授对辅助生殖技术中医饮食疗法的实践与经验［J］.湖南中医药大学学报，2011，31（8）：11-13.

［71］周芳，周薇.尤昭玲分期调治多囊卵巢综合征临床经验总结［J］.中华中医药杂

志，2011，26（7）：1544-1545.

[72] 周芳.尤昭玲教授安胎学术思想溯源［J］.中国医药科学，2011，1（8）：121.

[73] 尤昭玲.龙昭玲细说女人病［M］.北京：人民军医出版社，2011.

[74] 言慧，尤昭玲.尤昭玲教授治疗卵巢囊肿的经验介绍［J］.中医临床研究，2011，3（8）：81-82.

[75] 尤昭玲，周芳.中医"六期七步曲"应用于IVF-ET之路径浅探［J］.中国中医药科技，2011，18（1）：48-49.

[76] 谈珍瑜，游卉.尤昭玲教授对女性生理的理解及其妇科保健思想探析［J］.亚太传统医药，2010，6（11）：155-156.

[77] 林洁，谈珍瑜，熊桀，等.尤昭玲教授对体外授精-胚胎移植中医辅助治疗的构思与实践［J］.湖南中医药大学学报，2010，30（9）：11-13.

[78] 王丽云，尤昭玲.尤昭玲教授治疗慢性盆腔炎经验［J］.湖南中医杂志，2010，26（5）：45-46.

[79] 尤昭玲，曾晶，游卉，等.妇科止血消痛颗粒对药物流产大鼠模型雌孕激素及其受体的影响［J］.中国中医药信息杂志，2010，17（8）：19-21.

[80] 付灵梅，熊桀，游卉.尤昭玲教授从补肾健脾宁心论治胎漏、胎动不安经验撷要［J］.中国民间疗法，2010，18（7）：12-13.

[81] 程丽.尤昭玲教授治疗子宫内膜异位症经验［J］.光明中医，2010，25（6）：940-941.

[82] 秦明春，匡继林，尤昭玲.尤昭玲教授临床安胎思路及用药经验［J］.湖南中医药大学学报，2010，30（3）：53-54.

[83] 丁正香，尤昭玲.尤昭玲教授运用消法治疗子宫肌瘤经验［J］.湖南中医杂志，2010，26（1）：24-25.

[84] 尤昭玲，王若光，谈珍瑜，等.体外受精-胚胎移植中医辅治方案的构建［J］.湖南中医药大学学报，2009，29（5）：3-5.

[85] 尤昭玲，马惠荣，王若光，等.207例月经后期患者证型分布的临床流行病学调查［J］.陕西中医学院学报，2009，32（3）：20-22.

[86] 尤昭玲，李卫红，王若光，等.以"证候要素应证组合"构建功能失调性子宫出血的辨证体系新模式［J］.湖南中医杂志，2008，（3）：1-3.

［87］尤昭玲.妇科病特色方药［M］.北京：人民卫生出版社，2008.

［88］尤昭玲.补肾化瘀法治疗多囊卵巢综合征心得［J］.江苏中医药，2006，（3）：11.

［89］尤昭玲，杨正望，傅灵梅.多囊卵巢综合征从肾虚血瘀调治的探讨［J］.湖南中医学院学报，2005，（1）：25-26.

［90］尤昭玲，王若光，付灵梅.气虚血瘀和益气化瘀法在妇科疾病治疗中的地位和意义［J］.湖南中医药导报，2001，（9）：440-444.

［91］尤昭玲，李克湘.现代中西医结合实用妇产科手册［M］.长沙：湖南科学技术出版社，2001.